FENTANILO

"SOBREDOSIS, SUICIDIO O RESILIENCIA"

ANDREA TIRADO VAZQUEZ

ISBN 9798391877998

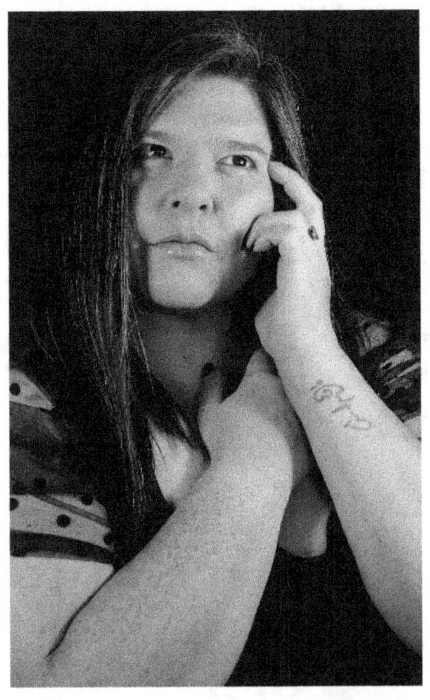

Mi nombre es Andrea Tirado Vazquez tengo 43 años soy mujer, Médica anestesióloga, hija, hermana y esposa, madre de dos hijos hermosos. Soy alcohólica y tengo 5 años luchando con la adicción al **fentanilo**, esta es mi historia, mi gran testimonio de Amor, como viví en el infierno y logre salir de este, no te arrepentirás de leer mi libro, gracias por tu apoyo y espero que te sirva a ti o a alguien cercano.

Este libro se lo dedicó a Dios, a mi familia que ha tenido que atravesar conmigo esta turbulencia en la vida, cuando hay un adicto en casa se genera un sunami en donde todos de alguna manera son afectados, espero que en un día lejano mis hijos puedan leer mi historia completa y dejarles un legado, a mis amigos SS13 sin ellos mi existencia sería imposible, al Dr. Solis, al Dr. Montes, a mis terapeutas Everardo y Karina, al Dr. Salama quien me dio la seguridad para escribirlo, a mí grupo de A.A "Alegría", a mi "Iglesia Vertical" y en especial lo dedico a todos los adictos que están en la lucha diaria por tener una vida útil y Feliz con sus familias.

INDICE

1

"Mi infancia"

Creo que lo más difícil de contar en un testimonio es saber por dónde empezar, pensé por mucho tiempo a partir de dónde podía iniciar esta historia, quiero ser sincera con ustedes y decirles que esta historia se empezó a escribir del final al inicio cada que terminaba un capítulo tenía que recorrer el inicio años y años atrás de cuando explotó la bomba así que no me queda más opción que empezar por mi infancia.

Tal vez te pueda llamar la atención tanta negatividad en este relato, pero no toda mi infancia fue negativa, hubo cosas maravillosas que me llenaron de satisfacción, pero mi mente es sorprendente tiene la capacidad de recordar cada uno de los detalles de las cosas desagradables que me suceden y me sucedieron en el pasado, así que empecemos.

Fui una niña muy deseada con una madre de 22 años y un padre de 32 alcohólico, fui la primera nieta por el lado materno y la doceava por el lado paterno.

Cuando yo tenía un año de edad mi papá decidió que era momento de parar de beber; Después de varios años de vivir atrapado en el alcoholismo activo decidió acudir a un grupo de alcohólicos anónimos creo que como familia fue lo mejor que nos pudo haber pasado tuve un padre presente, un padre amoroso, un padre cariñoso, un padre proveedor. Un padre que tenía programa de recuperación, si se presentaba algún problema o situación durante el día, por las noches me decía "¿Me das tribuna?" sabía que eso significaba que quería hablar conmigo y corregir el punto, detecto, acepto y corrijo, ahora lo entiendo de mejor manera, mi papá era una persona que realmente llevaba el programa a todos sus asuntos, tengo lindos recuerdos de mi vida con él. Era un competidor empedernido, tal vez eso lo herede de él, como algunas otras cosas negativas y otras positivas, jugaba beisbol y softball a mí y a mi hermana nos encantaba verlo jugar, mientras nosotras recorríamos el estadio y nos metíamos debajo de las gradas a correr, nos compraba paletas, dulces y nieves cuando se acercaban los vendedores al estadio, realmente nos divertíamos y pasábamos con él los fines de semana, nos llevaba al parque infantil además de ir a hacer el mandado al supermercado juntos.

Tengo una hermana menor que es a mí ver la perfección andando, ella me dice que no es cierto pero para mí es admirable en todos los sentidos y lo fue desde pequeña, siempre con buenas calificaciones en la escuela, con su mismo grupo de amigas desde la infancia y bien portada, no recuerdo que le haya dado algún problema a mis padres jamás, tengo un hermano menor con un gran temperamento, muy inteligente y bueno en todo lo que se propone, siempre logrando metas y propósitos es un guerrero.

Esto era lo que creí durante mucho tiempo años después mi padre me reveló que tenía una hermana mayor que yo, tuve que superar la idea de no ser la primogénita, pero después de conocerla todo tomó un sentido diferente es una persona extraordinaria con un corazón de oro y simplemente mi vida se llenó de su amor, deje de decirle media hermana porque es solo mi hermana, mi hermana en toda su totalidad y hasta el día de hoy la adoro; Pero regresemos a lo que nos concierne. Solo quería ponerlos en cierto contexto sobre mi núcleo familiar porque necesito que sepas en dónde empezó todo.

Yo era una niña extremadamente inteligente, cuando digo extremadamente es porque era una niña genio, muy sensible a todo, a los buenos y a los malos comentarios vivía mi vida con mucha intensidad todo lo que me pasaba era una gran tragedia o una gran alegría, empecé a tener problemas en la escuela no por mi rendimiento académico sino por algunos detalles en mi disciplina y en mi desenvolvimiento en la socialización con mis compañeras y maestros, frecuentemente estaba en la oficina de la coordinación, mi escuela era bastante rígida dirigida por monjas. Yo era una niña desafiante, ponía en duda lo que los maestros decían, los cuestionaba, los volvía locos con el tipo de preguntas y los comentarios que hacía, era una revolucionaria, buscando darles la contra, anarquista. En la clase de ciencias sociales y civismo entraba en debates como si fuera una adulta, rechazaba sus reglas de comportamiento, en las clases de historia decía que esa era la versión de ese escritor en particular pero que yo había leído la versión del lado opuesto en donde los niños héroes no eran niños y sus hechos distaban mucho de la realidad que nos contaban, hablaba de economía, del capitalismo, del autoritarismo, de los modelos socioculturales, de la opresión a las mujeres era una niña feminista, discriminación por razas, así como por creencias religiosas resaltando como en nombre de estos temas se habían dado las grandes masacres y guerras del mundo, decía estar de acuerdo con destrozar el muro de Berlín, acompañe a mi mamá a una marcha para celebrar su caída y tocamos música clásica en un escenario ubicado en la plaza, hablaba de las personas en pobreza extrema y que no tenías que ir tan lejos como a África, que estaban aquí en nuestra ciudad en nuestro país, tocaba temas sobre nuestra ciudad que necesitaba drenaje pluvial, cambios en la forma de gobernar y energía nuclear como principal fuente de energía renovable, contaba como la muerte de Colosio había sido un magnicidio que pasaría a la historia, que no había algo más doloroso para un país que perder "Al candidato" que vendría a cambiarlo todo, que el fondo monetario internacional entre otras instancias internacionales eran los causantes del asesinato ocurrido, eso hablaba a esa edad porque era lo que leía, era lo que encontraba en casa y era lo que mis padres hablaban y yo absorbía como una gran esponja esa información. No se diga lo que decía de los modelos educativos obsoletos, que la escolarización se debería de dar por competencias y que cada niño debía de encontrar el aprendizaje básico escolar, un arte y un deporte que lo estimulara a ser el mejor. Rechazaba la idea de que las personas fueran educadas con telenovelas en sus televisores y que la música clásica despertaba en ti emociones que viven en tu alma, cero música de otro tipo. Todo eso decía a mi corta edad y en mil novecientos ochentas, ¿Te puedes imaginar el fastidio?

En los concursos de poesía solía darse el mínimo de versos para competir "20 versos" decían en esa ocasión yo dije una de 56, "El reparto del mundo" de Federico Schiller (la encontrarás en lo anexos del libro por si deseas leerla) la recite con tanto sentimiento de lo más profundo de mi ser que fui galardonada no solo en mi colegio, también en el concurso local y estatal, era impresionante ver a una niña tan pequeña recitar aquella poesía tan grande de una forma majestuosa, aun me la sé y no me fallan las palabras se quedó tatuada en mi memoria por siempre.

Participaba en los concursos de oratoria, como lo comente, en mis discursos tocaba temas que para niñas de mi edad eran incomprensibles pero a los adultos les llegaba a llamar la atención mi convicción y mi postura, el que mayor éxito llegó a tener fue uno en el que hablaba de como había diferencias en la educación de los hombres y las mujeres, les digo que ya era feminista.

"Esta niña está loca" es lo que pensaban "Ya calla y ve a la dirección, termina tus tareas en la biblioteca" Cuándo me enfadaba me ponía a contestar los libros adelantándome a donde íbamos como grupo, si dejaban tres hojas de tarea yo hacía diez, había veces que estábamos a principio del ciclo escolar y yo ya había terminado los libros de ejercicios de matemáticas así que me ponía hacer desastre en el salón, a molestar a las compañeras, a cantar, era muy irritante para mis maestras así que me mandaban a la biblioteca a leer lo que yo quisiera, a la capilla a rezar, me separaban, me bullyaban, me rechazaban, me apartaban, SOLA.

Es verdad que empecé a leer muy pronto así que leía todo lo que se me cruzaba por enfrente, era la más pequeña de mi salón, más pequeña de lo que yo hubiera deseado sin problemas académicos, pero con una inteligencia emocional mínima, mis relaciones interpersonales eran un fiasco.

Al pasar tanto tiempo en la dirección una de las monjas empezó a tener acciones reprobables, solía encerrarme en un clóset en donde había imágenes de la virgen, cristos y algunas otras cosas que se utilizaban durante las presentaciones o en el área de teatro, a mí me parecía que duraba una eternidad en ese lugar, la verdad, ahora en la actualidad no puedo saber si era mucho o poco tiempo.

En algún momento de este tiempo se me preparó para que hiciera la primera comunión un día la monja me dijo: "¿Te vas a atrever a hacer la primera comunión? ¿estás segura de esto? Cuando Cristo quiera entrar a tu corazón empezarás a arder en llamas, todas las personas a tu alrededor sabrán que el demonio vive en ti" estas palabras retumbaron en mi mente durante bastante tiempo digamos que unos seis meses, hasta que un domingo me levanté muy temprano, había una iglesia cerca de nuestra casa, así que tomé mi bicicleta y me fui directamente a la iglesia, hice la primera comunión, así con mi ropa de calle, sin gente a mi alrededor, sin estar en el foco y la visión de todo mi mundo, sin mis padres, sin mi madrina, sin un vestido lindo y una corona de flores, la hice así, en la soledad, porque de esta manera si ardía en llamas poca gente lo vería, la iglesia estaba prácticamente sola, fue la única manera que encontré para comprobar que no sufriría la vergüenza a la cual la monja me había sentenciado.

Fui abusada emocionalmente por ella durante muchos años jamás me atreví a hablar vivía bajo sus amenazas y en sus condiciones, quién diría que el bullying que recibí durante mi infancia no vendría de mis compañeras de clase, vendría de la autoridad y de un representante de la iglesia y de Dios en la tierra.

Para mí, Dios se convirtió en un personaje, uno que llevaba un tablero con crucecitas y palomitas, el que tuviera más palomitas se iría el cielo y mi tablero ya parecía un panteón, ese Dios al que le hablas, le pides, le ruegas, en el que confías dejó de existir, de haber existido jamás permitiría que una niña de 6-8 años sufriera las atrocidades que había sufrido, le rogué porque me sacara de ese closet en muchas ocasiones, me tapaba los oídos y le hablaba cuando la monja me decía cosas horribles y para mí nunca me escuchó esa era mi conclusión, NUNCA me escuchó.

Me volví una persona muy solitaria, durante el recreo en la escuela, me aislaba sumergida en mis libros, la realidad es que no tenía amigas intente hacerlas por un tiempo pero después me canse de hacerlo, del rechazo y acepté que yo era demasiada extraña para poder convivir con ellas y que si, en efecto todo lo que la monja y mis maestros me decían era cierto, yo era una persona INDESEABLE.

Aun   siendo   una   niña pequeña   recuerdo perfectamente cuando   empecé a aprender poesía, teatro, canto, piano, flauta, oboe, sax y también practicaba karate en ese momento no lo entendía tanto pero mi mamá deseaba mantenerme ocupada, hacerme mejor persona, darme herramientas para poder defenderme en el futuro, hacer de mi micro mundo uno mejor y darme oportunidades de socializar en otras partes, mientras ella luchaba de varias maneras porque yo y toda la humanidad tuviera un mundo mejor en su totalidad, eso es lo que vi en mi casa, que se tenía que luchar, que deberíamos de tener un sentido de vida, que no debemos de quedarnos callados, pero no se que fue lo que me hizo callar a mí, mis padres supieron de la situación del abuso por la monja cuando yo era una persona adulta.

En la academia de arte, durante mucho tiempo no tuve amigas hasta que llegó el día en que conocí a una personita súper importante para mí, jugábamos juntas, platicábamos, reíamos, jamás había tenido una amistad como esa, era algo completamente nuevo para mí pero era maravilloso poder convivir con ella, nos adorábamos, aún puedo recordar cómo disfrutábamos del tiempo, cuando teníamos receso, jugábamos competencias a ver quién se aprendía un poema más rápido, tocábamos duetos de flauta éramos muy felices y un domingo sucedió, nos avisaron que había caído sobre las raíces de un árbol en un campo, se fracturó la tráquea y por más esfuerzos de su padre que es médico perdió la vida siendo una niña, tuve que ir a mi primer funeral, recuerdo que no pude evitar acercarme al féretro, tenía que verla por última vez y comprobar que estaba allí, tengo esa imagen grabada en mi mente, paso hace tanto tiempo y aún está aquí en mis recuerdos, en mi corazón, en mi alma perdí a mi primera amiga, perdí a mi única amiga y entonces se dio un paso atrás   en mi relación con Dios y siguió creciendo mi enojo hacia él, me repetía la frase "no puede existir un Dios que permita que una niña tan linda en cuerpo y alma termine su vida tan pronto" "Dios no existe y si existe, es un ser perverso y maligno" "Creo que me cambiare de bando ahora mejor estaré con el diablo, de todos modos ese Dios no es como lo cuentan".

No pasó mucho tiempo, estaba triste y desconsolada así que alguien llegó a abrazarme, me dijo que me quería, que me amaba y que siempre cuidaría de mí, era mi primo mayor solíamos llevarnos muy bien, él era mucho más grande, yo seguía siendo una niña de 6-8 años y entonces de repente,   sus juegos se tornaron muy extraños, empezó a decirme cosas como, "esto qué hacemos tiene que quedar entre nosotros", "nadie puede saber lo que pasa", "recuerda que yo soy la única persona que puede protegerte en esta tierra", "todos los niños juegan de esta manera", "te voy a enseñar muchas cosas" ahora me doy cuenta que eso era una manipulación completamente y que estaba abusando psicológicamente de mí, a partir de ese momento todo cambió nuevamente, empezó a abusar de mí sexualmente y lo hizo por algún tiempo, después me alejé, dentro de mí sabía que algo no estaba bien, no podía entender lo que estaba sucediendo pero en vez de sentirme protegida empecé a sentir temor, ya no quería convivir con él, dejé de ir a casa de mis abuelos, dejé de frecuentar los lugares donde él estaba, en ese tiempo se supo en mi escuela que un maestro había tocado a una niña, lo corrieron de la escuela y a ella la cambiaron de escuela, al enterarme de eso algo hizo click en mi cabeza, empecé a pensar "he estado siendo abusada" pero me di cuenta de lo que decían de ella y el profesor así que pensé, no quiero que hablen de mi de esa manera escuchaba cosas como "ella estaba enamorada de él" "ella le coqueteaba" "fue su culpa" "es una niña problemática por eso le paso lo que le paso" y me callé otra vez, guardé SILENCIO.

Todo esto que te estoy relatando paso entre los seis y los nueve años de edad, así que en resumidas cuentas:

1.- Fui abusada psicológicamente por dos personas

2.- Perdí a mi única amiga

3.- Empecé a vivir en Soledad

4.- Me abusaron sexualmente

5.- Deje de creer que Dios estaba de mi lado o que siquiera existiera.

Si piensas que esto no es suficiente para desarrollar serios traumas de la infancia; Prepárate para lo demás que estás por leer en capítulos posteriores.

Ahora te puedo decir cosas muy positivas de mi infancia aprendí a cantar bell canto, aprendí a tocar varios instrumentos musicales, me inicié en el karate en donde llegué a ser cinta negra competir en varios torneos, viajar y ganar muchas medallas, recibir aplausos por mis obras de teatro, por recitar poesías, concursos de canto, pero ahora entiendo que todo eso que hacía era para poder recibir atención, aceptación y fortalecer los vínculos con mis padres.

Un día le pregunté a mi madre que era esa voz interior que te alentaba a hacer las cosas y sentir emociones lindas, mi mama me respondió, eso se llama "ágape" (es el resultado del amor de Dios ante pruebas, sacrificios y logros) pero todo eso era sencillo para mí y en el fondo de mi corazón tal vez necesitaba más abrazos, tal vez necesitaba más besos, tal vez necesitaba más te quieros, recibía suficientes regalos y recibía suficiente validación, ahora entiendo que para mí esas manifestaciones no eran suficientes muestras de cariño, lo acepto, guardé silencio, guardé tanto silencio que las personas que más debían de protegerme no lo pudieron hacer, definitivamente lo que yo hacía no era resultado de ningún Dios, los logros eran míos, de aquí se centra el precedente del egoísmo en mi vida, estábamos solas mi "ágape" y YO.

2

" La adolescencia, ¿Adicciones?"

Entre los siete y los 12 años solo pude dedicarme a vivir intensamente mi vida artística y el karate todo el tiempo tenía una presentación, todo el tiempo tenía una competencia, me inscribía a cada torneo en el que podía participar, en el coro, claro siempre teniendo solos, participaba en un grupo de flautas barrocas tenía ensayos o presentaciones, entrenamientos y torneos, iba al gimnasio porque era parte de mi entrenamiento del karate y vivía una vida llena de compromisos, compromisos que me hacía conmigo misma, solo quería ser la mejor, sin darme cuenta me había sumergido en la que sería mi primera adicción, una adicción a estar constantemente superándome a mí misma y a los demás, me ponía metas sobre libros a leer, sobre katas de karate por lograr, por piezas de piano de alto grado de dificultad, me mantenía en un constante estado de alerta y de estrés para no pensar en todo lo que me había sucedido y esto funcionaba en ese entonces, refuerzo que esa fue mi primera adicción y lo ha sido hasta la actualidad, tal vez sin ese empeño jamás me hubiera atrevido escribir este libro pero siempre quiero ser más de lo que soy sin pasar por encima de ninguna persona o sentir que ellos son menos es una cosa muy mia.

La verdad es que participaba en muchas obras de beneficencia, me encantaba poder sentir que estaba ayudando a otras personas tal vez no directamente pero indirectamente, hoy siento que estos relatos pueden llegar a tocar el corazón de muchas personas, no solo personas adictas sino también a sus familiares y sobre todo prevenir que otras se metan al infierno en el que yo viví.

A los 12 años también me encontré con una segunda adicción, era adicta a la comida encontré una forma de tragarme mis sentimientos de interiorizarlos, de hacerlos más míos y cada vez que comía era lo que sentía, después de trabajarlo en terapia pude darme cuenta que también era una forma de poner una barrera entre las personas y yo "quién se va a querer juntar con la gorda" estaba construyendo un caparazón de protección, un caparazón al que la gente se rehusaría a entrar, no sería fácil llegar a mi corazón, no sería fácil tocar mi alma, no sería fácil lastimarme y sobre todo yo jamás sería nuevamente víctima del rechazo y el abuso porque no sería atractiva para nadie más y también porque yo me Auto rechazaba.

Creo que a esta edad empezaron mis problemas de autosabotaje y auto lesiones, me lesioné a través de la comida y me cortaba, alejaba cualquier pensamiento negativo de mi mente hundiéndome en mis propósitos.

Para este momento pasaba bastante tiempo en casa de mi abuelita materna me sentía querida arropada, me encantaba platicar con ella me ponía una gran atención y aparte escuchaba yo sus historias con música de fondo, tríos "Los Panchos", José José, mis abuelitos eran los que me llevaban a los torneos de karate siempre me veían hacer las katas y se salían cuando iba a pelear, mi abuelito decía que no toleraba ver cuando me pegaban y mi abuelita decía que no le gustaba ver como yo le pegaba a otras personas, bueno así es la vida del Karate, eso sí, estuvieron conmigo cuando recibía cada una de mis medallas, diplomas y reconocimientos, fuimos a competencias nacionales e internacionales, tuve la oportunidad de ir a un panamericano en Venezuela y ser felíz con ese arte marcial.

Fue un buen tiempo, entrenaba tanto que pude contener un poco la problemática de la comida a excepción de los atracones que me daba pero combinados con mi entrenamiento de alto rendimiento no llegué a engordar tanto, pero no era una niña flaquita.

Y así llegué a los 14 años en el verano había comprado mi primera grabadora que tenía CDs para cuando llegó mi cumpleaños en noviembre me regalaron varios CDs y me encantaron, mi abuelita que me consentía al máximo me regaló una Barbie sirena, te preguntarás ¿por qué te cuento esto? Solo para marcar el ritmo del tiempo, esto fue en noviembre, en enero conocí a un chico dos años mayor que yo estaba guapísimo, me encantaba su forma de ser, me gustaba platicar con él, había una química sorprendente entre los dos, mi dojo de karate estaba justo enfrente de la cancha de fútbol americano de la escuela así que un día había un partido y decidí que en vez de irme a casa me cruzaría a verlo, me senté en las gradas fue allí donde le hablé por primera vez, simplemente le dije "me gustas y te quiero conocer" desde ese momento supe que algo surgiría entre nosotros, me cruzaba al terminar todos los entrenamientos, me encantaba verlo jugar,   Así con esa seguridad le hablé, tenía días pensando, temblaba del miedo por dentro "¿qué es lo peor que puede pasar?" "que me diga que no" así que lo miré fijamente y con una sonrisa en mi boca emití esas palabras, recuerdo cómo se rió y se sonrojó él era de los populares de su escuela y yo iba en otra escuela, me enamoré perdidamente les puedo decir que yo pensaba que era el amor de mi vida soñaba con que en un futuro nos casaríamos y formaríamos una familia, ahora pienso ¡que intensa! cuando menos me di cuenta mis muñecas se empolvaron, jamás las volví a tocar, bueno solo hasta el día en que las metí en una bolsa y me fui a regalarlas, dejé de ser niña para volverme una adolescente rebelde.

Me invitaban a las quinceañeras y yo no entraba "¿Cómo sería posible que yo me pusiera un vestidito y taconcitos?"   claro que no, permanecía en el estacionamiento de la fiesta con la cajuela abierta y una hielera así empecé a tomar, no puedo decirles que fue mi primer contacto con el alcohol, yo ya le robaba alcohol a mi abuelita desde que tenía 12 años, pero en esta ocasión ya no eran robos hormiga, ya me mantenía con el bote en la mano o con cualquier bebida preparada y era mía, solo mía, el alcohol me dio toda la seguridad que no tenía, empecé a tener un grupo de amigos me sentí perteneciente a un grupo, definitivamente no eran los amigos más adecuados para mí, empecé a tomar los fines de semana pero desde que empecé a tomar me di cuenta que tomaba diferente a las demás personas a veces no me importaba ni lo que estaba tomando, lo importante era el efecto y cuando este efecto llegaba a mí era imparable,   entonces si entraba a las quinceañeras, cruzaba la pista vestida con pantalón de mezclilla, blusa negra y botas, allí empezó mi vida DARK.

Para el verano de mis 14 años me presentaron a las drogas, drogas más fuertes inicié con la cocaína y poco después probé la marihuana, cuando me las ofrecieron no hice una pausa para pensar lo que estaba a punto de hacer simplemente pensé "es lo que sigue" así que para cuando llegaron mis 15 años solamente tenía mi pequeño grupo de amigos y mi novio.

¡Mis 15 años! no sé qué estaba pasando por mi mente cuando decidí hacer una quinceañera con mi vestido y todo, zapatitos de tacón, poco tiempo antes de la fecha me enteré que una de las niñas más populares de la escuela haría también su quinceañera en la misma fecha, tuve oportunidad de posponer o suspender la mía, no sé por qué no lo hice tal vez pensaba que con que mi grupo de amigos estuviera y mi novio sería suficiente, pero ¿en qué cabeza cabe? a ellos jamás les gustó entrar a una quinceañera, así que la niña contrincante de los 15 años llegó a felicitarme, no podía creer que estuviera en mi fiesta me preguntaba ¿qué hace aquí si ella tiene su propia fiesta y sus invitados? saludo y se fue al poco tiempo, una de mis amigas me dijo "entra al baño" y cuando entré en el espejo con labial rojo decía "Púdrete y pasa tu quinceañera sola" Así fue, los que se supone eran mis amigos se quedaron solo un rato y hasta el que era mi novio me dijo que tenía que irse, me quedé ahí rodeado de adultos amigos de mis padres y yo con una pista de baile sola, no derrame ni una sola lágrima le dije al DJ que se fuera a gritos, me fuí a mi casa, a mi cuarto, a mi refugio seguro, recuerdo cuando me bañaba y me quitaba los mil y un broches que habían puesto en mi cabello para mantener mi peinado y solo me repetía en "¿En que estabas pensando?" "¿en qué estabas pensando cuando decidiste hacer esa fiesta de 15 años?" "¿En qué estabas pensando cuando creías que ibas a estar rodeada de amigos?" "¿En qué estabas pensando cuando creíste que estarías en una fiesta llena de gente que ni conoces, gente que ni te habla?" "¿Qué estabas pensando?" después tuve la respuesta, estaba pensando en la aceptación de mis padres y mis abuelos, mi papá decía tener muchos compromisos que cumplir, sus amigos y colegas lo habían invitado a las quinceañeras de sus hijas, era la primera nieta cumpliendo 15 años, creo que esa fue la mayor presión, quería agradar a mis padres pero en el camino me lastimaría a mí otra vez, callando, otra vez sintiéndome insuficiente para decir NO, recuerdo haberme robado una botella de tequila de casa de mi abuelita, me la tomé sola en mi cuarto hasta la última gota, si eso no se llama alcoholismo no sé qué otro nombre pueda tener, estoy hablando de una chica de 15 años, una chica de 15 años que tiene adicción a las actividades, adicción a la comida, adicción al alcohol, adicción a las drogas y esa noche me corté las piernas como desquiciada, más autolesiones físicas.

Como les conté yo iba un poco adelantada en la escuela pero ese semestre pasó algo maravilloso un maestro de la Ciudad de México vino a nuestra escuela de arte me escuchó cantar y me dijo que quería que participara en una ópera en la Ciudad de México los ensayos serían en noviembre, él podría mandarme las partituras y yo ensayar aquí con mi maestra así en diciembre tendría que viajar a la Ciudad de México porque la temporada empezaba el 10 de diciembre y terminaba el 6 de enero, no van a creer lo fabuloso que fue esa experiencia canté en una de las salas de Bellas Artes, otra cosa positiva fue que me alejé de las drogas y me alejé del alcohol por un tiempo, pude darme cuenta que podía vivir sin esos elementos en mi vida y eso es otra de las cosas extraordinarias de lo que sucedió.

Pero nada dura para siempre la temporada se acabó y tuve que regresar a casa, esa fue mi primera fuga geográfica, ahora lo entiendo, antes no lo comprendía, solo sabía que había llegado nuevamente a mí triste realidad, seguía profundamente enamorada pero aquí viene el detalle, como que él ya no me amaba, no sé si fue la distancia, no sé si fue el tiempo, no sé si fueron mis ocupaciones pero por primera vez sentí el dolor de ¡perder un amor!, pero no me separé de él, seguía con esos sube y bajas, pleitos, ya vamos, ya venimos, ya terminamos, ya volvemos, ya te ruego, tú me ruegas, te perdono, me perdonas, así mi primera relación de amor TOXICA y esta fue la dinámica hasta que cumplí 16 terminé la prepa.

Entonces me fui a vivir un año a Phoenix Arizona Estados Unidos estaba tan convencida que iba a estudiar medicina que me metí al Junior College a estudiar premed, aprendí mucho, sobre todo a perfeccionar mi inglés y poder certificarlo como segundo idioma, mi estadía fue con una familia la cual me adoptó como su hija, con algunas obligaciones más que las de una simple hija, levantarme temprano hacer lonche para los niños que eran tres, hacer desayunos, prepararlos para ir a la escuela, llevarlos a la parada de camión, después me iba al gimnasio, me certifique como salvavidas en la alberca del gimnasio, ya saben yo y mis logros, hacía ejercicio y luego me pasaba al college, cuando llegaban las cuatro de la tarde recogía a los niños en la parada de camión, llegábamos a casa les daba de comer, hacíamos tareas, les enseñaba español porque ellos hablaban casi puro inglés, les daba clases de piano y de flauta, en fin, los entretenía llegaba la hora de dormir y sola en mi cuarto pensaba ¿que estará haciendo él? nos comunicábamos una vez a la semana por mail, recuerden que en esos tiempo había que utilizar la línea del teléfono así que solo me permitían usarlo ese tiempo, y los domingos hablábamos 20 minutos por teléfono, se pagaba larga distancia internacional por la llamada, (estoy muerta de la risa en este momento, me sentí tan vieja por un instante) yo empecé a notar su apatía aún más, había momentos donde sentía que me extrañaba al máximo y había momentos en los que sentía que quería que los 20 minutos se hicieran dos porque ya quería colgarme, a veces encontraba algún pretexto y lo hacía, había silencios incomodos, yo tenía muchas ganas de llorar pero no lloraba, pienso que durante este tiempo se me secaron las lágrimas, a veces lloraba por dentro pero quería llorar por fuera, nada, ni una sola lágrima, el tiempo pasó, el año terminó y entonces las decisiones tenían que tomarse, ¿iría a la escuela de medicina o no? tenía que hacer el examen de admisión, mi padre de buena gana me llevó, nos subimos a un camión y   viajamos 16 horas hacia Mexicali Baja California en donde hice mi examen de admisión, me fue súper bien como siempre, no esperaba menos de mí, entonces con tan solo 17 años fuí aceptada en la carrera de medicina.

Para mi mala suerte no entre en el mes de agosto sino hasta enero así que pasé un semestre en mi ciudad, entrenaba karate, daba clases de inglés en un kinder y me la pasaba con unas amigas que iban en una preparatoria que no era la mía, ellas hace tiempo que deberían de haber salido de la prepa pero debían materias, claro porque eran las más indisciplinadas, rebeldes y desmadrosas que te puedas imaginar, te podrás preguntas ¿que hacía yo allí? muy fácil, la droga circulaba como dulces en cooperativa, al tener pocas responsabilidades y con el pensamiento de que me iría a Mexicali prontamente decidí darme un semestre sabático, me la pasaba de fiesta, todo el día todos los días, eran pocas mis obligaciones y a esa edad sientes que te puedes comer el mundo, duraba hasta tres días sin dormir, por no decir que más, empecé a consumir drogas y alcohol todos los días en vez de los fines de semana, probé otras drogas, iba al antro desde el jueves de mujeres hasta el domingo de tardeada, me juntaba con gente mucho más grande que yo, y si te preguntas ¿cómo le hacía para entrar a los antros? tenía una identificación falsa.

En las madrugadas me encantaba hacer grafitis, me volví una experta, caí en la comandancia municipal más de una vez y mi papá todo desvelado iba a sacarme, abusaba de que tenía un puesto público y que no tendría problemas para sacarnos a mí y a todos mis amigos, él era regidor en ese entonces.

En este tiempo mis padres habían comprado carro nuevo no puedo recordar las veces que estuve a punto de chocar y las veces que si lo choque, sacando el dinero para sobornar a quien se necesitara y salir impune, cuanto peligro estaba corriendo yo y las demás personas por mi falta de sano juicio pero eso no pasaba por mi cabeza.

El semestre terminó, era hora de irme a la universidad y lo único que circulaba por mi mente y me atormentaba era el hecho de que tendría que vivir sin drogas, me lo había prometido a mí misma, eso tenía que parar para poder lograr mi objetivo máximo en la vida, SER DOCTORA.

Aquí es donde termina este capítulo ¿quieres saber qué más pasa?   sigue leyendo las cosas se ponen mejor a uno.

3

"Cumpliendo sueños, Soy doctora y más"

Este es el momento de mi llegada a la Universidad a mis escasos 17 años recién cumplidos, mis padres me rentaron un departamento, al principio vivía sola, pero al tiempo empecé a buscar compañeras que pudieran vivir conmigo y compartir los gastos, tenía que fijarme muy bien quienes serían porque la vida fiestera que llevaba no era para cualquier persona, terminamos siendo cuatro y una más que vivía en una casa de asistencia que se quedaba a dormir con nosotras en múltiples ocasiones, solo me aguantaron un semestre, al siguiente inicio de clases se fueron a otro lado, me sentí rechazada, al final del día era algo reconfortante llegar a un "hogar" que no estuviera solo, pero al mismo tiempo había vivido una vida bastante solitaria y estaba acostumbrada al grado que a veces las multitudes me daban ansiedad.

El primer semestre se me hizo sencillo académicamente, así que estudiaba, hacía mis apuntes; "Que calidad de apuntes" eran impresionantes, me los pedían compañeros y yo se los daba, claro en búsqueda de aprobación externa y después a la fiesta, en ese semestre bebí mucho alcohol pero al tener una atracción por los chicos malos, conocí a un compañero con el que me llevaba muy bien, poco tiempo después me dijo que consumía drogas, este imán era único, así que estuve unas tres semanas sin consumir drogas y al conocerlo, al platicar, al hablar con él, terminó dándome sus contactos para poder obtener drogas, además la venta en los antros era de otro nivel, las señoras que te daba el papel del baño antes de entrar a este tenían cajas de zapatos con las bolsitas bien acomodadas, había de todo, en eso mi canasta básica de consumo se amplió y empecé a consumir drogas más fuertes, MDMA, LSD, TACHAS un consumo de alucinógenos impresionante me juntaba con gente verdaderamente indeseable y peligrosa algunos hasta andaban armados, la mayoría no iban en mi facultad, llego un momento en el que se me hacía difícil tener el dinero para mi consumo propio entonces empecé a vender un poco para ayudarme a juntar ese dinero "¿qué había pasado con mis promesas?"   "¿Que había pasado con la promesa que me había hecho de que las drogas no formarían parte de mi formación académica como doctora?" "¿Qué pasaba con ese sentido de vida?" "¿Qué pasaba con los logros que yo pensaba obtener?"   como les comente el vivir con estas chicas solo duro un semestre era demasiado desmadre junto, al quedarme sola no crean que lo sufrí,   viví tranquila,   eso sí tenía una agenda específica para consumir drogas, me despertaba y lo primero que hacía era fumar marihuana, me recostaba en mi cama un rato me relajaba y pensaba en qué tenía que hacer durante el día, me metía a bañar, me maquillaba tranquilamente, tenía todo un ritual para hacerlo, la verdad es que no me gustaba ir a la escuela en malas condiciones, en ese tiempo era demasiado vanidosa, tenía el cabello hasta la cintura, largo y negro profundo, me lo secaba o me lo planchaba, me maquillaba siempre, veía que me iba a poner, teníamos que ir con pantalón blanco y bata blanca pero buscaba blusitas bonitas para ponerme debajo de esta, antes de salir del departamento me metía una considerable línea de cocaína, no me drogaba en el resto del día escolar pero llegaba la noche; En la esquina de mi departamento donde era la parada del camión había un expendio así que compraba alcohol, "un seicito" pensaba, es más, mi refrigerador podía estar vacío, sin un solo elemento alimenticio nutricional pero eso sí, había bastante alcohol la mayoría del tiempo, había botellas por todos lados era lo que predominaba en mi hogar, "mi depa"

Por azares del destino me enteré que una chica de mi ciudad andaba buscando dónde vivir así que fui a su casa en Ciudad Obregón Sonora México, me presenté con sus padres les dije la dinámica del departamento, me gané un Oscar por tal actuación, les prometí que estaría segura, cuidada, protegida, que yo vería por ella, aunque yo solo iba unos semestres por delante, ella estaba por iniciar su carrera y todos estaban estresados, yo siempre la cuidé, nos volvimos muy amigas como hermanas, nos decíamos "ama-hija" (hasta le fecha) porque había momentos en los que yo le llamaba la atención y me comportaba como sus padres, dando consejos de vida por algún detalle que se presentaba, pero había otros en los que ella se comportaba como mi mamá invirtiendo los papeles, recuerdo que la cuide en su primera borrachera, ya habían pasado varios semestres para este momento, era cómico que me decía "No puedo hablar" arrastrando las palabras "creo que soy alérgica al alcohol" "se me entumió la lengua" y ya llegando a casa, la majestuosa vomitada.

Había ocasiones en las que yo no dejaba llegar la borrachera porque consumía cocaína, así que cuando lo necesitaba simplemente estaba en sentido de alerta toda la noche, es más, en ocasiones decidía no tomar por que el alcohol se había convertido en algo muy secundario, lo que yo disfrutaba eran las drogas y tenía mi agenda de drogadicción, es algo que nunca podré olvidar mota en la mañana, cocaína más tarde, alcohol al regresar de la escuela, mota para volver a estudiar, para comer, cocaína para seguir estudiando, mota para dormirme, pastillas para dormir y pues obviamente si tenía examen y quería durar mucho tiempo despierta, podía durar días metiéndome lo necesario, tres, cuatro, cinco días sin dormir, nada, estudiando, para esté tiempo mi memoria seguía siendo privilegiada así que me iba bien académicamente pero empecé a desarrollar un pánico extraño frente a los exámenes, me ponía super nerviosa, ahora entiendo que era producto de vivir en el mundo de las drogas y de estar siempre mitigando mis emociones con las sustancias que se requerían al momento, además que ya presentaba por momentos síntomas de síndrome de abstinencia prontamente si no consumía, mi cuerpo ya me pedía sustancias y mi diagnostico psiquiátrico estaba descontrolándose, eso te lo contaré más adelante.

A pesar de tener mi agenda de drogadicción nunca evadí mis responsabilidades en la escuela, parece algo extraño pero lograba tener un balance perfecto; los fines de semana salía, era un desmadre esa es la realidad, solo sucedió eso los primeros semestres, después conocí al que fuese "mi novio" durante toda la carrera, teníamos una relación bastante bonita hasta que un día fui a una fiesta donde él no estaba, había preferido irse con sus amigos, tuvimos una discusión fuerte por la tarde así que yo iba super enojada con él, jugamos a la botella, esa donde la giras y si te toca decides verdad o castigo, la neta es que yo tenía muchas cosas que esconder, prefería castigo, me mandaron a darle un beso de cinco segundos a un vato, tenía que ser en la boca, les juro que no se lo di, tape con mi cabello nuestras caras y solo fingí, pero nos tomaron una foto, desde ese ángulo parecía que realmente nos estábamos besando, la cámara era de la que fuera mi cuñada y su hermano "el novio" la acompañó a revelar el rollo, aun no nos encontrábamos en la era digital que de ser así las cosas tal vez hubieran sido diferentes, esto lo cambió todo, primero me dejó de hablar y ya no quiso saber nada de mí, pero las relaciones tóxicas son así, él volvió y yo acepté, entonces vivimos la relación más TOXICA del mundo, si creen que la primera fue tóxica Chernóbil se quedaba corto con esta, más impresionante de lo que te puedas imaginar, vivimos momentos buenos no te lo puedo negar, viajábamos bastante, más por vivir en la frontera con Estados Unidos, íbamos a San Diego y sus alrededores, rosarito, puerto nuevo a comer langostas, ensenada, Tijuana, Los Angeles, etcétera.

Duramos 9 años juntos la relación tenía sus momentos horribles pero se compensaba con otros en los que parecíamos felices, nos gustaba ir a bares con música en vivo, el tocaba la batería, lo acompañaba a sus ensayos y presentaciones, yo también era vocalista de un grupo de mi facultad, tocábamos música de los sesentas y setentas, Janice Joplin, The Beatles entre otros, nos llamábamos "los borbotones" el grupo era de maestros y algunos alumnos, la canción favorita de nuestro club de fans era "baby its you" versión de "Smith" y "I will survive" al voltear y ver mi relación había muchas banderas rojas de violencia, pero me volví medio daltónica, discutíamos y todo regresaba a la foto donde "me estaba besando con esa persona" esa foto se volvió un fantasma entre nosotros, sumándose el estrés normal de una facultad de medicina, cada semestre se ponía más difícil, las fiestas, salidas y demás me hicieron pararme de frente con mi llamada agenda de drogadicción y alcoholismo cada vez más intensa, definitivamente era tiempo de parar, no quería continuar y terminar mi carrera como una eterna chica irresponsable y lastimándome tanto, ya tenía algún tiempo en terapia y en citas con el psiquiatra y volveré al punto en donde inicie este proceso desde el ángulo real.

Inicie con este proceso, por que estaba convencida de que algo en mí no estaba bien desde varios años atrás, un mes después de mi primera consulta me dieron un diagnóstico, tenía Trastorno de la personalidad limítrofe o BORDERLINE si así les parece que se escucha más bonito y actual, tenía 19 años.

No me gustaba todo lo que vivía a mi alrededor y fuera de las clases o lo propio de la escuela, me empezó a costar mucho trabajo levantarme por las mañanas no por cuestiones físicas sino por cuestiones emocionales, no sabía qué era lo que estaba pasando pero simplemente no podía abrir los ojos y no tenía ganas de moverme, empecé a faltar a la primera clase del día, iba empezando el semestre y yo ya había juntado todas las faltas para no tener posibilidades de pasar la materia, por primera vez en mi vida reprobé una materia, por primera vez en mi vida las cuestiones académicas se habían visto afectadas, no podía estudiar bien, me sentía mal, me sentía triste, me sentía decepcionada, estaba harta de la vida que estaba llevando, estaba harta de la relación que tenía, estaba harta de no tener los amigos que quería, fue cuando decidí ir a terapia, pocos nombres van a ser mencionados en esta historia pero Luz mi terapeuta, fue para mí eso, una luz, una luz al final del túnel, fue mi terapeuta por un lapso largo de tiempo, a las pocas consultas me sugirió que fuera con un psiquiatra, yo nunca había ido con uno pero en esta ocasión tomé su recomendación y acepté, el doctor me hizo muchas preguntas, tests y demás, les comenté me dijo que tenía TLP ¿por qué nunca había ido al psiquiatra antes? Era evidente que algo no estaba bien en mi desde siempre, mi manera de tomar y drogarme eran solo la punta del "Iceberg" "Tu vida se ha regido por este trastorno" me decía a mí misma, impulsividad, miedo al rechazo, autolesiones, un trastorno de la conducta alimentaria, "¿Por qué llegas al psiquiatra hasta ahora?" las cosas pudieron haber sido más sencillas desde hace tiempo, me dio una receta y salí de su consultorio, antes de llegar a la puerta final me habló por mi nombre y me dijo sigue con la terapia y tienes que dejar de consumir drogas y Alcohol, llegué a mi departamento, y por fin lloré, después de un largo tiempo, no entiendo qué fue lo que sucedió para que hiciera esa catarsis, pero lloré, no sé si fue un alivio el saber que las cosas que me sucedían no eran totalmente mi culpa, si no que eran actos de una enfermedad descontrolada, "cómo lloré" lloré hasta secarme nuevamente, hablé por teléfono a la oficina de luz y pedí una cita urgente, ella con todo el corazón me atendió, me dijo que sospechaba que yo tuviera ese trastorno y era el motivo por el cual me había referido al psiquiatra, "Las cosas no tienen por qué terminar mal" me dijo, continúe mi terapia con ella, trabajamos con todo, la veía dos o hasta tres veces a la semana, hablamos de mi niñez, hablamos de mi adolescencia, hablamos de mi inicio en esta nueva vida como Universitaria y siempre, siempre me decía varias veces durante la hora en la que estábamos juntas, "Andrea tienes que dejar de consumir alcohol y drogas" pero era como si esa frase no la quisiera escuchar le decía "en algún momento lo haré hoy NO".

Mi mundo dio un giro, tenía que entender que todo lo vivido durante mi infancia había torcido la rama del árbol, no era una simple adicta, tenía una vida adictiva secundaria a mi trastorno de personalidad, a veces no se sabía que había sido primero el huevo o la gallina.

Y de esta manera circularon los años, yo en terapia y con psiquiatra, no se cansaban de decirme que tenía que dejar de drogarme pero todo era más fuerte que yo, de no ser por la escuela el resto de mi vida era una cosa sin sentido, empecé a sentir que tenía que lograr ser una gran doctora y de esta manera tendría perdonada mi vida hecha pedazos.

Las cosas no estaban bien, mi TLP se descontrolaba cada vez más a pesar de los esfuerzos profesionales, mi red de apoyo no era la adecuada en ese momento, no les dije a mis padres porque no tenía la confianza para hacerlo, era presa del silencio otra vez, de ser así tendría que dar demasiadas explicaciones y en vez de drogarme menos , me drogaba más cada día, para este punto ya iba a las clínicas de las materias por la mañana y a clases por la tarde así que me drogaba en la escuela también, cosa que había prometido nunca hacer, "yo y mis promesas" vendiéndome mis propias mentiras.

Algo cambió en este momento, tenía unos 22 años, me empecé a juntar con un grupo de amigos con los que me llevaba super bien, todo inició con una amistad por querer mis apuntes de la escuela, después la amistad fue creciendo y cuando menos lo imaginamos éramos un grupo muy unido, participamos en actividades de la facultad, sociedad de alumnos, organizamos un baile de exalumnos que fue todo un éxito, mesa directiva, rey feo y reina así surgió la "SS13".

Estaba en un grupo en el cual tenía sentido de pertenencia, todos eran bastante sanos, si había algo de alcohol, pero hasta allí, recuerdo nuestras reuniones y esbozo una sonrisa cada vez que lo hago. Los quería mucho en ese entonces, los amo más en la actualidad.

No me pregunten que paso, porque a veces ni yo misma lo entiendo pero decidí cambiar, busqué clínicas de rehabilitación porque sola lo había intentado en varias ocasiones y el resultado no había sido bueno, así encontré una clínica en Tijuana que se ajustaba a mi limitado presupuesto, hable con la coordinadora académica de la universidad y quedamos en que me daría tres semanas de plazo para regresar a la escuela o perdería el semestre, en este punto yo sentía que si no dejaba de consumir lo que perdería sería la vida, las ideaciones suicidas y los pensamientos ¿Qué pasaría en el mundo si yo no existiera? empezaron a ser más fuertes.

Me fui a Tijuana sola y decidida, pase tres semanas de infierno, tenía síndrome de abstinencia a la máxima potencia, me pusieron en un cuarto todo cubierto por telas y forros como de sillón, paredes en las cuales me revolqué pidiendo que me sacaran pero nadie parecía escuchar, en la esquina una taza del baño y un lava manos, no había nada con lo que me pudiera hacer daño excepto la puerta que era de metal en la cual me estrelle hasta sacarme sangre de la frente en mi segunda semana, me llevaron a la enfermería, allí el médico de guardia platico conmigo, me dijo que todo era por mi bien, que ese era el proceso de desintoxicación pero que después podría salir al patio y conocer a otras personas como yo, en ese momento no me importaba más que salir de donde me había metido yo sola, se pasaron las tres semanas, como lo habíamos firmado en el contrato era momento de dejarme ir, prometí desde el fondo de mi alma que jamás consumiría drogas y así fue, 14 largos años sin consumir, el internamiento fue en ese momento la peor cosa que pudo haberme pasado en la vida, golpeada, humillada, me aventaban una cubeta de agua fría para que me medio bañara, desnuda me pasaba el jabón por el cuerpo y después venían dos cubetadas más, la comida era un pan y medio vaso de agua o leche, en las noches me recorrían las cucarachas el cuerpo, me tapaba con una sábana chiquita con la que evidentemente no me podía ahorcar, había momentos en los que lo deseaba, a través del tiempo fui aceptando mi derrota, que estuviera allí no era un azar del destino, era mi realidad, era la consecuencia de tantos actos irreflexivos en mi vida, era producto de mis decisiones, no creo que las personas terminen en una clínica de rehabilitación por error, el síndrome de abstinencia había pasado, mi cuerpo ya no pedía drogas pero mi mente sí.

Tenía una gran necesidad de olvidar lo que había atravesado, pero así es la vida no me alcanzaba para más económicamente y no quería perder el semestre, regrese a Mexicali, todos mis compañeros pensaron que había tenido un gran problema familiar que me hizo ausentarme por esas tres semanas, tuve que estudiar para ponerme al corriente en mis materias y ahora no había muletillas de apoyo, cuando tenía que estudiar por las noches tomaba toneladas de café, a eso se había reducido mi adicción en ese momento, duré algún tiempo en regularme en el sueño y tenía pesadillas casi a diario, mis amigos estaban al pendiente de mí, hable con ellos al regresar me abrazaron y me quisieron como siempre, sí salía de noche a los antros pero también los evitaba cuando podía, la música tomo un tinte diferente y escuchaba casi todo el tiempo algo para evadir mis pensamientos que se volvieron una tortura, no podía tomar nada para calmarlos, aprendí a vivir con mis siete conversaciones mentales, me volví una persona más tranquila, más honesta, apegada a mi terapia y a mis consultas psiquiátricas. Ya no salía como antes, estudiaba más, y continúe más apegada "al novio" y mis amigos.

Cuando menos lo pensé había terminado la escuela, seguía el internado y el servicio social, hice mi internado en el Hospital General de Mexicali de la secretaría de salud, el servicio social la mitad lo hice en un ejido y la otra mitad en San Felipe BC, el tiempo en el internado fue genial, estaba difícil física y emocionalmente pero era maravilloso estar en un hospital regido básicamente por residentes que te dejaban hacer lo necesario para tu desarrollo de aptitudes en esta etapa final de la carrera.

¿Y el novio? como lo mencione con anterioridad teníamos una relación muy tóxica que terminó por deshacerse cuando él salió de la carrera y se fue a la ciudad de México, lo sufrí, tenía una gran confusión eran años de relación y yo quería que terminara en un "felices por siempre" pero a la vez sabía que lo mejor era "separarnos por siempre"

Cuando estaba en el servicio social en un ejido algo pasó que vino a marcar mi vida, como si todo lo que hubiera pasado antes no fuera suficiente.

Me cuesta profundizar en este tema, tal vez porque no quiero ser juzgada por mis decisiones tomadas en ese momento pero eran las herramientas que tenía a esa edad, fui golpeada, abusada y violada durante este tiempo; Un día llegó a mi centro de salud un ser perverso quién había consumido cristal, pude ver sus ojos perdidos y embravecidos como un toro de lidia, no me pude defender, era alto, corpulento, con un cuchillo en la mano, los golpes que yo le lograba dar no le hacían nada, me arranco la ropa y fui presa fácil para él. Apenas empezaba a oscurecer, logre salirme después de que cumplió su cometido, corrí por el pueblo con la ropa que apenas me cubría el cuerpo, pedí ayuda en distintas casas y nadie me ayudó, conforme pasaba el tiempo me parecía más difícil respirar, me tocaba el rostro y solo tocaba sangre en mi nariz y mi boca, escupía sangre, sentía como mi ojo izquierdo se iba cerrando, ¿Cuánto caminé? no sabría decirte, pero fue un largo tramo, descalza, con pavor, tenía miedo de que viniera tras de mí y me matara, así que decidí esconderme en un bote de la basura el tiempo suficiente para que amaneciera fueron horas de angustia y miedo, cuando el sol comenzó a salir volví a caminar, llegue a la carretera fuera del ejido, un taxi se paró y el conductor lo primero que hizo fue quitarse su playera y dármela, ¿A dónde la llevo? me dijo ¿a la policía? ¿A la comandancia? ¿al hospital? lléveme a la central de camiones conteste, hicimos una parada en un tianguis en donde me compro un pants y unas chanclas, no tengo como pagarte le dije, solo tengo esta cadena que es de oro y que vale algo, él se rehusaba a aceptarla, me compró un boleto de camión a Ciudad Obregón, al final aceptó la cadena y me dijo, la acepto porque me quede sin dinero y era lo que tenía para llevarles de comer a mis hijos, tengo un bebe recién nacido que necesita pañales y leche, "no te preocupes tómala" después de lo que había perdido la cadena era lo de menos. Lavé mi cara en los baños de la central me veía realmente mal, ya no podía abrir mi ojo izquierdo y tenía una respiración asimétrica por el daño de las patadas en mis costillas, la gente se me quedaba viendo, llamaba demasiado la atención, sentía una gran necesidad de llorar pero no podía hacerlo, solo pensaba "¿Que le diré a mis padres al llegar?" mi celular había logrado cargarse un poco en la central, le llamé a mi papá y le dije: "voy para obregón, te aviso cuando llegue" el viaje se me hizo eterno quería dormir pero el dolor no me dejaba a pesar de haber comprado unos analgésicos antes de subir al camión.

Llegue a Obregón le pedí a mi papá que se metiera a los andenes de los camiones ya que me sería imposible caminar hacia la calle, lo vi llegar y solo me desvanecí en sus brazos, se le habló a una ambulancia y me llevaron al hospital de inmediato, tenía varias costillas fracturadas, me tuvieron que drenar el hematoma en mi ojo izquierdo, tenía los labios en el interior destrozados por los golpes en mi rostro al someterme, tenía heridas de defensa en los brazos por que por un momento el violador tenía un cuchillo el cual soltó más tarde cosa que me hace sentir agradecida, era más importante para el violarme que matarme.

Me revisó un ginecólogo amigo de mi papá, tenía huellas de forcejeo en las paredes de mi vagina y se me dieron hormonales para evitar que pudiera haber un embarazo, me dieron antibióticos y óvulos para prevenir cualquier tipo de infección, se le llamó a un médico legista para que diera fe de las condiciones en las que estaba y tomó mi declaración por si quería interponer una demanda formal, no lo hice, en ese momento no tenía el valor para hacerlo y me encontraba peleando otras batallas en mi mente, faltaban pocos meses para que yo iniciara mi especialidad y solo pensaba que tenía que recuperarme para ese momento. Ahora entiendo que fue una debilidad de mi parte y que solo me quedó ser parte de esa estadística de doctoras violentadas durante su servicio social por no contar con las protecciones y protocolos necesarios.

Me aplicaron un sedante que me tuvo dormida por varios días, entonces al despertar lo único que deseaba era hablar con Luz, hice mi llamada y me dijo que viajaría inmediatamente a obregón a verme, al llegar permaneció a mi lado sin hablar, solo me repetía "cuando estés lista, aquí estoy" las lágrimas rodaban por mis mejillas sin emitir ningún sonido, "cuando estés lista, aquí estoy" y empezaron a surgir preguntas de otras personas como ¿Que vas a hacer? ¿Vas a levantar una denuncia? estas preguntas las hacían mis amigas y yo no respondía nada.

Los días pasaron y me dieron de alta del hospital, me fui a casa y envíe un mensaje a la jurisdicción a la que pertenecía el ejido donde hacía mi servicio social, hice un sin número de llamadas pidiendo que me cambiaran de ubicación y que no regresaría a ese centro de salud, no recibí más que amenazas de su parte, me dijeron que levantaron un acta por abandono de sitio laboral, que tenía 20 días sin presentarme a trabajar y que la única opción que tenía para que las faltas me fueran justificadas era que hiciera una denuncia formal en el ministerio público, no saben la impotencia que tenía en ese momento, terminé contactando a una abogada para que me defendiera de las personas que debían de haberme protegido, yo en múltiples ocasiones les hice ver que ese lugar en el que estaba no era seguro para mí, el pleito duró aproximadamente un mes, lo menos que quería era perder mi año de servicio social, era el final de mi carrera, era el último trámite a lograr, mis esfuerzos por estudiar no podían ser en vano por algo que si profundizas es ilegal, la mano de obra barata con la que los servicios de salud cuentan al forzarnos a hacer el servicio social a los médicos y otras carreras de la salud va en contra de los derechos humanos, si no pueden brindarte la seguridad necesaria para estar en esos sitios. El centro de salud se encontraba en la esquina del ejido, pegado a las parcelas, rodeado de la nada, sin protecciones de herrería en las ventanas y una puerta que podías tirar de una patada como lo hizo este ser despiadado, había levantado más de 15 quejas al respecto y no fui escuchada, ahora tendrían que pagar las consecuencias de lo sucedido y no podían obligarme a levantar ninguna denuncia ante el ministerio público, eso era decisión mía, hacerlo o no.

Después de pleitos y amenazas de demandas me cambiaron de asignación y me enviaron a San Felipe y estuvo genial, aprendí muchas cosas, estaba con dos miembros de la "SS13" me sentía contenta de estar con mis amigos a pesar de que no me lograba recuperar del todo por lo sucedido.

Estuve llevando terapia telefónica seguido y en las oportunidades de ir a Mexicali veía a Luz, para este momento ya tomaba dos medicamentos psiquiátricos, el doctor dijo que sería solo por un tiempo y yo lo acepte, había momentos en los que solo quería una dosis de algo, solo quería olvidar por un momento, solo quería desconectar mi mente por unos instantes, pero no lo haría, no caería en esa espiral de dolor que era vivir en medio de las drogas otra vez.

Se terminó ese proceso, era libre al fin, con doble mención honorífica era Médica general y partera por la Universidad Autónoma de Baja California Facultad Mexicali.

Pero eso no era suficiente ¿recuerdan que soy adicta a los logros personales y profesionales? vamos por más.

4

"Éxito familiar y profesional"

Sin duda puedo decir que este es el capítulo más romántico de este libro.

Llego el momento de iniciar mi residencia, mi especialidad en anestesiología y contaré esta parte desde el principio, después de haber recobrado las fuerzas y el amor a mí misma me dirigí a la ciudad de México a meter mis documentos en la competencia para un lugar en donde hacer mi especialidad, no fue nada fácil y éramos miles de aspirantes todos deseosos de poder entrar a la institución más apreciada y mejor calificada a nivel mundial como modelo de salud pública.

Y allí estaba con mis documentos en mano y pensando a que ciudad seria enviada, al pasar con el doctor que recibía los documentos con una voz seria y cortante me dijo: "terminaras en León Guanajuato" ¿Dónde quieres empezar en Aguascalientes o Morelia?" creo que vio mi cara de que no podía ubicar ninguna de las tres ciudades en el mapa, estaba yo en ese lugar, fuerte, empoderada, resiliente, lista para lo que me trajera la vida, en ese entonces mi hermano menor se encontraba estudiando odontología en Guadalajara Jalisco, "Aguascalientes está a dos horas de Guadalajara" mencionó, fue como un respiro "iniciare en Aguascalientes" conteste segura.

Una semanas después me encontraba planeando mi cambio de ciudad, y aquí fue donde ocurrió la Diosidencia de la vida, mi papá, odontopediatra, atendía a niños de la casa hogar de mi ciudad la cual estaba dirigida por una congregación de hermanas, esta congregación tenía una casa de asistencia para jóvenes estudiantes de los alrededores de Aguascalientes que quisieran estudiar la universidad pero que al tener padres de mente cerrada no las dejaban irse solas, mi papá contacto a la madre superiora y estuvieron felices de recibirme sin problema alguno.

Mi fe era precaria por no decir nula pero al mismo tiempo mi vida necesitaba contención, que mejor que en una casa de asistencia en donde nos tocaban la campana tempranito para bajar del segundo piso a rezar, desayunar y luego retirarnos a nuestras habitaciones a bañarnos, hacer nuestra cama y prepararnos para salir a empezar nuestra rutina de vida estudiantil, en ese momento esa clase de disciplina y protección me cayeron muy bien; llegue una semana antes del inicio del curso de inducción porque era necesario hacer algunos trámites y llegó el 14 de febrero, te llamará la atención porque menciono esta fecha, es la primera fecha de este libro, porque ese día empezó el curso y algo que vendría a ser relevante para el resto de mi vida.

Para variar se me hizo tarde, vestía un pantalón de mezclilla, cinto y botas vaqueras, con el cabello largo, negro y planchado, un maquillaje impecable y camisa negra, entre al salón donde era el curso, este estaba casi lleno pero pude observar un lugar en la parte trasera así que cruce todo el salón taconeando a cada paso, ¿crees que esta descripción es mía? no, esta es la descripción del médico que estaba sentado frente a mí, ese que se estaba durmiendo durante una ponencia, al que le di un ligero golpe en la cabeza y le dije "no se duerma compañero" con tono mandón, el que volteo y me vio con cara de desaprobación vamos a ponerle compañero "J"

Para la siguiente actividad nos separaron ya por especialidades, empezaron a enlistar a los integrantes de anestesiología, dijeron el apellido del compañero "J" quien se levantó velozmente, después mencionaron mi nombre y recibí otra mirada de desagrado en su rostro, yo solo pensaba "¿y este que trae contra mí?" nos pusieron algunas actividades para conocernos y saber nuestros gustos, de donde éramos originarios, siendo de Obregón una ciudad basebolista que el dijera que era futbolista me hizo lanzarle una cara de desprecio de regreso, más cosas salieron en la actividad, que edad teníamos, donde habíamos estudiado etcétera.

Terminaron las actividades del día y los seis de anestesiología nos pusimos de acuerdo para ir a comer y seguir conociéndonos, no teníamos idea de que después pasaríamos tanto tiempo juntos que nos asquearíamos los unos de los otros y que nos conoceríamos más que a nosotros mismos, "J" traía automóvil así que después de terminar de comer se ofreció amablemente a repartirnos en donde nos estábamos hospedando en ese momento, yo fui a la última que dejo; antes de eso me dijo "¿me permites hacer una parada rápida? le mande flores a mi novia en una florería de cadena y quiero asegurarme de que le hayan llegado" yo simplemente conteste que sí, y pensé "pobre novia la de este sangrón".

Llego la mañana siguiente y era momento de presentarnos en el hospital asignado, estaba cerca de mi casa de asistencia así que llegue sin problemas, se presentó con nosotros el jefe de enseñanza y nos introdujo al demás equipo, hubo un momento en donde se nos preguntó quién sería el jefe de residentes y todos se quedaron viendo los unos a los otros con cara de interrogación, sin decir nada, parecía que los hubieran asustado, no emitían sonido alguno, como si tuvieran miedo de hablar "¿vamos a votar o que?" pregunte, todos se quedaron en silencio, con mi mínima paciencia dije: "YO SOY LA JEFA" tienen que organizarse en grupos de dos para las guardias, "tú y tu, tú y tu y tú le dije "J" conmigo" todos estaban impresionados con mi seguridad, sureños y yo más norteña, sincera y práctica que la carne asada.

Así transcurrieron los meses, durante las guardias "J" y yo nos encontrábamos en el asqueroso comedor de un hospital, íbamos a la tienda de la esquina a comprar café y nos fumábamos un cigarrito de postre, con el tiempo platicábamos de cosas más profundas cada vez, me empezó a caer bien el tipo, nos teníamos más confianza y nos apoyábamos en todo lo referente a la residencia, en la preguardia preparábamos la clase para el día siguiente, artículos, casos clínicos y estudiábamos lo necesario para ir avanzando en el temario, nos mandábamos mensajes seguido cuando no estábamos juntos que la verdad era poco tiempo si le restas el que era tiempo-sueño.

Un domingo me estuvieron diciendo constantemente las hermanas que era hora de ir a misa, yo no tenía ganas y estuvieron insistiendo mucho hasta que llegaron las ocho de la noche y por fin acepté ir, estaba molesta, algo no andaba bien conmigo, me sentía frustrada, enojada, no me podía concentrar para estudiar y me puse a pensar porque me sentía de esa manera hasta que llegue a la conclusión de que era porque "J" no me había llamado en todo el fin de semana, ni me había mandado ningún mensaje, "no puede ser" me dije a mi misma, me gusta "J" estoy enojada porque no he tenido noticias de él, no me ha hablado en tres días, "ni un solo mensaje" me repetía pero "J" tiene novia; "No, no puedo permitirme eso, además que yo dije que cero hombres en la residencia" yo tenía que estudiar, formarme como especialista, no me podía dar el lujo de perder mi tiempo, necesito concentrarme, estoy estable emocionalmente, estoy estable físicamente, no he tenido que luchar contra nada, cero drogas, dieta, ejercicio, estudio, disciplina, oración que todavía no me convencía pero la respuesta era "NO y NO es NO" no tenía las energía para tener una relación, menos con un hombre que tenía una relación en ese momento, el solo hecho de pensar en mis tóxicas relaciones pasadas me daba la seguridad pasa saber que era lo que quería y lo que no.

Al día siguiente teníamos guardia y fue a buscarme como en cada guardia para ir a cenar, por el café y cigarro nocturno, con tono molesto y de desprecio le dije que no, que tenía mucho trabajo, era la primera vez que me negaba y jamás me había comportado grosera con él, en ese momento lo estaba haciendo, me pregunto que sí que tenía y típica respuesta "nada" el insistió hasta que le dije "sabes que te fuiste todo el fin de semana no me hiciste ni una sola llamada, ni un solo mensaje y la verdad es que me sentí enojada, fastidiada y no me puedo dar el lujo de andar distrayéndome con ese tipo de cosas así que hay que cortarlo por lo sano tu con tu vida y tu novia y yo con la mía" aún recuerdo su cara de decepción, me vio a los ojos y casi llorando me dijo "Andrea fui a Querétaro a terminar con la novia, estaba cerrando ese ciclo y por eso me aleje este fin de semana" "pues que bueno que estés mejor con tu vida, si crees que es lo que te conviene pero adiós, ya me voy a trabajar" y así quedamos.

Teníamos que reunirnos a seguir preparando nuestras presentaciones; Un día estudiábamos en su departamento y se escucharon gritos en la calle era una compañera de ginecología y contenta le dijo "Ey traigo pelis" mostrando las cajas de las películas, yo me asome por la ventana y le grite "tenemos mucho que estudiar" pero a él le dije "si quieres ver películas con ella adelante" sentía una rabia por dentro y más rabia me daba sentirla, el sin muchas palabras le dijo que teníamos mucho trabajo y que no tenía tiempo en ese momento, ósea que si yo no estuviera él se hubiera puesto a ver pelis con ella "es un Don Juan" pensaba, "ni ha de haber terminado con la novia" yo quería racionalizar y venderme la idea de que no podía sentir lo que estaba sintiendo y que él no me convenía en lo más mínimo.

Otras semanas más pasaron y yo seguía en mi plan de contacto cero, bueno solo le hablaba para lo más indispensable que en realidad era mucho tiempo, aunque me negaba a reconocerlo, no hablábamos de cosas personales y extrañaba nuestras platicas, lo veía caminando por el hospital y deseaba estar con él.

Poco tiempo después inicio la feria de San marcos, gran festejo para la ciudad es realmente impresionante el despliegue de eventos y como la ciudad se paraliza para permanecer junta en el lugar donde se lleva a cabo, mi hermano viajó de Guadalajara a Aguascalientes y le presente a "J" cuando salimos del hospital, yo me había portado cortante durante algunas semanas pero él se portó muy amable con mi hermano y lo invito a comer, más tarde mi hermano y yo recorrimos la feria y pasamos un día agradable, estábamos acostados en nuestras camas ya a oscuras antes de dormirnos cuando me dijo "J" me gusta para ti, yo le dije no me hables de él, ni de nadie no quiero saber de ningún hombre en este momento, "bueno yo solo te digo que me gusta para ti , me cayó muy bien".

Llegó el 17 de mayo y era su cumpleaños, estábamos en una sesión general de hospital en el auditorio y me paso un papelito, "Hoy es mi cumpleaños y quiero darme un regalo muy especial" yo pensé que sería algo que quería comprarse, queriendo que lo acompañara al centro comercial, en el reverso del papelito decía, ¿quieres ser mi novia? Si, no, esas eran las opciones y tenía que contestar algo, sonreí, jamás alguien había sido tan románticamente cursi conmigo, acepté y salimos tomados de la mano del auditorio, todos nuestros compañeros se nos quedaban viendo, fue el chisme del día.

En algún momento de este tiempo platique con Julián acerca de mi diagnóstico psiquiátrico, de mi vida pasada en las adicciones, de las tragedias por las que había atravesado y que el hecho de que estuviera controlada no era sinónimo de que podía descontrolarme en un abrir y cerrar de ojos, tendría que vivir conmigo y no sería sencillo, que mis crisis emocionales eran fuertes, que arrasaban como torbellino todo a su paso; El tiene una personalidad protectora y de cuidador, su familia es un ejemplo de unidad y amor, Se sentía con las herramientas necesarias para poder acompañarme en un proceso y se sentía con la convicción de que su comportamiento no sería un motivo para esa desestabilización.

Vivía en un pequeño departamento y poco a poco cosas mías aparecían en este, fue como una migración hormiga, cepillo de dientes, desodorante, shampoo, perfume, ropa, ya no dormía en la casa de asistencia, por lo que decidimos cambiarnos de departamento a uno más grande y cerca del hospital en vez de estar pagando dos lugares, compartimos gastos con dos amigas más.

Así llego el mes de septiembre, nos organizamos para ir a Puerto Vallarta los seis residentes de anestesiología y uno que otro colado más, un día estábamos sentados en la playa, en la arena, el sol desaparecía tras el mar y él emite la gran pregunta "¿te quieres casar conmigo?" sin pensarlo le respondí que sí y cerramos el pacto con un beso, tenemos una foto preciosa de ese momento, terminando la semana en Puerto Vallarta planeamos ir a Ciudad Obregón a presentarlo a la familia en la segunda semana de vacaciones, al primero que conoció en el aeropuerto fue a mi papá, sus palabras al verlo fueron "Buenas tardes mi nombre es Julián Silva y me voy a casar con su hija" mis ojos se abrieron más que nunca, se me hizo un nudo en la garganta, habíamos planeado el matrimonio pero, era algo entre nosotros, algo informal que se hablaría después de que lo conocieran, yo pensaba presentar a mi novio y él se presentó como mi prometido, mi papá le dijo "mucho gusto" continuamos la presentación con el resto de la familia, se acabó la semana y regresamos a nuestra realidad, estábamos en la residencia y cada vez se ponía esto más difícil, un mes después cumplimos apenas seis meses de novios, me invito a comer para celebrar, a media comida se levanta diciéndome que iría al baño, de repente estaba parado sobre el templete de la banda y me hablo para que me acercara, se arrodillo, extendió sus brazos abriendo una cajita aterciopelada que contenía un anillo, Luis Miguel como música de fondo, me volvió a pedir que fuera su esposa, fue un momento muy especial.

Fijamos la fecha para el 24 de mayo por que él quería casarse a los 30 años, así que una semana después de cumplirlos sería la gran fecha, yo tenía 28; Sin darnos cuenta en 4 capítulos ya tengo 28 años.

Nos casamos y fue una boda hermosa, sencilla, con la gente que tenía que estar, yo cante el ave maría en la iglesia haciendo que él ahora mi esposo y algunos de los invitados derramaran unas lágrimas de emoción, también cante una canción durante nuestra celebración, el me dio vueltas en la pista como princesa cuando bailamos el vals que era uno de mis grandes sueños, mi vestido estaba hermoso y fue una noche inolvidable, cada momento fue algo especial.

Regresamos a nuestra realidad aún nos faltaba tiempo para terminar la especialidad, nos casamos justo a la mitad de la residencia, la vida se me fue en un suspiro cuando menos pensé ya nos encontrábamos en Charcas San Luis Potosí haciendo nuestro servicio social de seis meses, fue una experiencia única que recuerdo felizmente, nos divertimos a lo grande, tuvimos la oportunidad de visitar los al rededores del pueblo en el que estábamos, la huasteca potosina es divina, real de 14 y otros lugares más, el equipo de trabajo que formamos fue algo excepcional, trabajábamos mucho pero en medio de risas y diversión el tiempo voló y los seis meses pasaron.

Se tenía que tomar la decisión ¿En dónde vamos a trabajar? decidimos que elegiríamos Ciudad Obregón de suplentes en caso de no haber bases fijas, era lo mejor, nos habíamos informado y sabíamos que era más sencillo obtener una base definitiva en estos hospitales y que había mucho trabajo, así fue, turno en la institución por contrato, tiempo extra, convenios cubriendo a otros compañeros, trabajamos al cien y nuestra vida profesional fue en ascenso, empezamos a tener cirugías por el medio privado lo que significaba mejor pago y menos institución, dimos gracias por haber tomado la decisión correcta en el momento adecuado, no puedo negar que las conexiones de mi papá en el gremio médico ayudaron de sobremanera así llego el éxito profesional no solo para mi sino para Julián también, definimos que era el momento perfecto de crecer como familia.

¡Ser padres! yo conocía mi diagnóstico de ovario poliquístico, de hecho tenía ya dos cirugías de ovario en mi expediente médico, pero no sabía que tenía endometriosis, me hicieron mil y un estudios hasta una cirugía exploratoria y la respuesta fue "Es imposible que puedas embarazarte" allí empezó el calvario, nos dijeron que lo mejor sería para empezar hormonas y una agenda de los momentos y días precisos para tener relaciones, fue una tortura, la idea de tener calendario y presión para los dos simplemente no funcionó y esto nos apartó en vez de unirnos, el hecho de decir "En este momento hay que hacerlo" generaba un estrés inmenso, entonces nos movimos al siguiente paso, inseminación, se me dieron más hormonas y se me administraba la muestra previamente obtenida de él, tampoco funcionó así que avanzamos, estimulación ovárica, aspiración de óvulos bajo anestesia, valoración de crecimiento embrionario y realización de in vitros, fueron seis en total y cada vez que la prueba salía negativa era un sufrimiento inexplicable, quedaban algunos embriones congelados así que el médico dijo que haríamos un último intento, yo simplemente no pude más, hable seriamente con Julián y le dije que no podía atravesar por eso otra vez, que ya no soportaba las hormonas que me tenían gorda, hinchada, con dolores de cabeza y cólicos muy intensos pero sobre todo hable sobre lo emocional, no soportaría otro resultado negativo, el dolor y la tristeza eran tan profundos que tuve que aceptar desde el fondo de mi corazón que no estaba dispuesta a pasar por eso otra vez.

Económicamente estábamos en números rojos, los tratamientos fueron bastante costosos y trabajábamos al máximo para poder cubrirlos, así que en la plática, se concluyó que nos estabilizaríamos económicamente, intentaríamos obtener un crédito hipotecario para hacernos de nuestra casa e iniciaríamos los trámites de adopción si en el futuro estábamos listos para atravesar ese camino.

Como les comente anteriormente yo había subido mucho de peso, toda mi vida he tenido una guerra encarnizada con la comida y mi cuerpo pero en ese momento me sentía no solo gordo, sino hinchado, estaba deprimida y en completo desequilibrio con mi autoconcepto, autopercepción y autovalidación, me sentía enojada con mi cuerpo por ser incapaz de dar vida, estaba enojada con él, en una conversación con mi hermano me dijo "Ve al crossfit, te va a gustar, es un ejercicio que te reta a ti misma todos los días, es el tipo de ejercicio con el que te vas a sentir emocionada de tus avances y logros" cabe decir que mi hermano me conoce perfectamente, además sabe cómo llegarme porque aunque a veces lo quiera negar nos parecemos bastante; con toda la flojera del mundo y la apatía me inscribí, estaba a media cuadra de la casa así que la distancia no era un pretexto y había clase a todas horas del día así que ese tampoco eso era un pretexto, me inicie, al principio hacia sentadillas agarrada de un tubo para disminuir la carga, si había que saltar en una caja de madera yo daba pequeños pasos escalando la más chica de estas, si había que correr 200-400 metros yo los caminaba y a paso lento, si había que hacer 15 minutos de remo yo lo ponía con la menor resistencia posible, tenía cero condición, llevaba una dieta saludable, productos orgánicos, dieta baja en carbohidratos, mi peso fue bajando poco a poco, hice las paces con mí cuerpo, para los seis meses corría con todo hasta kilómetro y medio, hacia sentadillas con pesas de 100 libras, saltaba las cajas de madera medianas, hacía remo con resistencia nivel siete, hacia burpees, levantaba 200 libras de peso muerto, me vestía como crosfitera porque ya me quedaba la ropa de las tiendas, estaba en mi mejor momento de salud, creo que de toda mi vida.

Un día hice una rutina, al terminar me tire al piso agotada al máximo, previamente había vomitado en el estacionamiento, me sentía realmente mal, hable con mi médico y me dijo que tal vez tenía un fuerte descontrol hormonal por todas las hormonas que se me habían estado administrando para los tratamientos invitro y por la pérdida repentina de peso, que probablemente la prolactina no había logrado regularse, yo ya había tenido problemas con la prolactina en el pasado así que pensé "lo más seguro es que sea eso" le conté que había estado muy irregular en mis periodos y aseveró que el descontrol hormonal era más probable aun, así quedaron las cosas, solo agrego que me hiciera un perfil hormonal ginecológico en sangre cuando tuviera oportunidad, pero que no era urgente que era cuestión de esperar a que mi cuerpo se acostumbrara a tener menos grasa, lo tomé con tranquilidad; Pasaron algunas semanas y yo me seguí sintiendo cada día peor, no podía hacer mis rutinas de ejercicio bien y vomitaba al terminar, hable con mi médico nuevamente y me dijo "hazte el perfil y te veo en mi consultorio en tres días" cuando llegue al laboratorio pedí el perfil hormonal, este incluida gonadotropina coriónica (la hormona del embarazo) y me preguntaron si la hacían también, yo dije que no, pero mi esposo dijo que si, cuando estuvieron los resultado lo primero que vi fue que tenía la prolactina por los cielos y con eso me quede, no vi la última hoja y se los entregue al médico, él los reviso completos y me dijo "pásale al ultrasonido" cuando me puso el transductor en el abdomen se vio el milagro "estas embarazada" tenía 24 semanas de embarazo, después de todo el sufrimiento durante los tratamientos de fertilidad, después del desgaste de todo tipo, físico, emocional, problemas de pareja, económico y la desilusión total era algo realmente increíble, pero allí estaba, delante de mis ojos, moviéndose, saludando con la manita, tenía 24 semanas conmigo y yo no lo había notado.

Después de esto se vinieron cosas buenas, nos aceptaron el crédito de la hipoteca para obtener una casa, una vivienda nuestra, nos dieron otro monto como prestación sindical el caso es que se enderezo el barco.

Tenía 33 semanas de embarazo cuando inicié con contracciones intensas, fui a revisión médica y tenía seis centímetros de dilatación, era imposible detener el nacimiento de mi hija y llego cuando quiso y como quiso, no sé de qué me espantaba si ella simplemente era ella, me dijeron que se quedaría en observación durante unas horas por ser prematura seis aproximadamente yo me quede bastante preocupada, saber de medicina no favorece en estos momentos, imaginaba lo peor, transcurrieron dos horas y entraron con mi bebé a la habitación, "esta niña no deja de llorar, está más sana que todos juntos" dijo el pediatra "tiene hambre" la puse en mi pecho y fue una gran alegría ver como se alimentaba, estaba pequeñita la ropa de recién nacido le quedaba grande su papá tuvo que ir de emergencia a comprar ropita de prematura, desde ese momento ya nada importo, mi vida se volcó a ser madre, regrese a trabajar pero solo en mi turno, se acabaron los tiempos extras y las coberturas, solo quería llegar a casa para estar con ella, fui a la revisión con mi médico a la semana del nacimiento, me comento que disfrutara mucho a mi hija que realmente había sido un milagro que me embarazara que tenía todo afectado, mis ovarios, las trompas y el útero lleno de endometriosis, adherencias y todo desacomodado, me dijo que había tratado de acomodarlo de la mejor manera pero que no esperara volver a embarazarme.

Por un tiempo ser madre y esposa fue mi principal función, lleve a mi hija a estimulación temprana donde jugábamos y parecía divertirse, empezó a nadar a los 5 meses, era cómica verla como respondía al método "surviver" se ponía boca arriba y sacaba la cabecita cuando la soltabas, la porteaba en mochilas, enredada en trapos, hasta un curso de asesora de maternidad tomé, fue una dicha ser asesora continuum, un logro más a la lista, le di lactancia durante 5 meses y después empecé a sentir que algo no estaba bien, yo pensé que no la llenaba y por eso lloraba y yo la calmaba con un biberón, después entendí muchas cosas al ver el módulo de lactancia en mi formación a sí que tuve que relactar fue un mes de muchos esfuerzos pero logre darle lactancia materna año y medio la verdad la gozaba, le tomaba mil fotos, la disfrazaba, todo era algo genial.

Mi hija tenía dos años y medio cuando un día me empecé a sentir mal, sentí nauseas matutinas y un dolor de cabeza que describo como un cerebro flotante; "estoy embarazada" le dije a mi esposo, ese día teníamos planeado un viaje a la capital del estado, Hermosillo, tendríamos varios eventos sociales incluidos la boda de mi hermano y quería ir a buscar un vestido a una tienda en especial, antes de tomar carretera pase a un laboratorio a hacerme una prueba de embarazo, íbamos llegando después de dos horas y media de viaje que se me hicieron una eternidad ya que nos enviarían por correo el resultado supuestamente en dos horas; timbro mi celular y el resultado había llegado, era positivo, estaba embarazada otra vez, lloraba de emoción y de incredulidad, llegando a Hermosillo le hable a una de mis mejores amigas que es ginecóloga y le dije "tengo una prueba de embarazo positiva, quiero que me hagas un ultrasonido" en 15 minutos estábamos en su consultorio, me paso inmediatamente al ultrasonido y allí estaba 6 semanas de embarazo, fue un embarazo muy lindo, tal vez más tranquilo que el de mi hija donde el temor a perderla me agobiaba, ahora sabía de mi capacidad de dar vida y viví un embarazo feliz, más de 39 semanas de embarazo, el de mi hija fue super corto y el de mi hijo super largo, así de diferentes son como el agua y el aceite.

Cuando me estaban haciendo la cesárea empecé a sentirme mal, "siento que me voy a desmayar" le comenté a mi esposo "veo todo negro" lo último que recuerdo es haber escuchado es "Esta sangrando mucho" "le vamos a tener que hacer histerectomía" y me durmieron.

Cuando desperté estaba en recuperación, me informaron que él bebe estaba bien y que lo vería más tarde, este postoperatorio fue muy diferente, tenía demasiado dolor, mi esposo me puso todos los analgésicos intravenosos al alcance y además tenía un catéter peridural en la espalda por donde me pasaban medicamento cada cuatro horas aproximadamente.

Hasta este día mi TLP había estado dormido, tomaba una sola pastilla psiquiátrica al día y no iba a terapia. ¿Por qué   no iba a terapia? Aún no lo sé.

Mi éxito profesional iba en ascenso trabajaba con más cirujanos en la medicina privada y tenía mí turno en una institución publica.

Así que en este capítulo:

1.- Me forme como anestesióloga

2.- Logre ser anestesióloga obstétrica

3.- Luche por ser madre y lo logre.

4.- Logre se asesora continuum de maternidad.

5.- Logre mi certificación como Doula (acompañante de nacimiento humanizado)

6.- Mi familia y mi profesión estaban al 100.

Este es el resumen, tal vez esto te haga pensar ¿Qué fue entonces lo que pasó? estas por leerlo

5

"Dolor físico y emocional, la caída"

Me recuperaba de mi cesárea con histerectomía obstétrica, esto es que después del nacimiento de un producto te tienen que quitar la matriz, el útero, generalmente es por sangrado extremo.

Yo no pensaba tener más hijos, sería feliz con mis dos regalos de la vida. Así que el hecho que me quitaran el útero no representaba ningún problema para mí, menos si era necesario para que yo no me desangrara y pudiera disfrutar de mi maternidad, ahora tenía dos vidas por las cuales ver, eran mi responsabilidad.

Me dieron de alta en el hospital pero sentía que algo no estaba bien, tenía mucho dolor en la herida y por dentro, después de varios días en casa me harté de ese dolor que mencionaba y que decían era normal por la histerectomía, tome las riendas pedí un taxi y me fui a hacer un ultrasonido con una amiga radióloga, le conté lo que sentía y con gusto me revisó, "tiene unas colecciones (Abscesos) en cavidad" "parecen líquidas, son varias pero tienes una muy grande en la pared del abdomen" estoy segura que eso es lo que te está produciendo el dolor y la fiebre, le lleve el resultado a otro amigo cirujano, efectivamente algo no estaba bien, me comentó que me daría antibiótico intravenoso por lo que me canalizaron una vena, un catéter para ponerme los medicamentos esperando que se disolvieran pero de no ser así me tendrían que abrir otra vez para hacerme un aseo quirúrgico, compré el antibiótico y regrese a casa.

Al mismo tiempo algo estaba ocurriendo en mi mente, había momentos en los que no soportaba tener a mi hijo en brazos, pedía que me ayudaran a cuidarlo, era impresionante el tiempo que duraba comiendo de mi pecho sin parar, dormíamos poco, solo quería estar comiendo, sentía que no tenía la paciencia para tenerlo pegado a mi todo el tiempo, de repente empezaron a suceder cosas extrañas, me soltaba llorando sin parar, sí, yo que casi no lloro, tenía una tremenda sensación de insuficiencia por que no podía cuidar a mi bebe recién nacido, me trataba de lavar el cerebro, que era solo un lapso de tiempo en el que las cosas serían así y recordaba como con mi hija el tiempo se iba volando, me lo ponía en algún instrumento de porteo y duraba solo algunos minutos, no sé si también influía que era julio y hacia un calor infernal, cuando empezaba a llorar le daba de comer y se lo pasaba a alguien más, a la nani que me ayudaba, que está de sobra decir que es un ángel en nuestras vidas, a mi mamá, a mi esposo, el caso es que no podía escucharlo llorar, me encerraba en mí cuarto y me tapaba los oídos con una almohada para mitigar el sonido, yo lloraba, como lloraba, me daba cuenta que tenía días sin asearme, ni siquiera baño mínimo, estaba completamente aislada de mis amigas y ellas lo veían normal porque acababa de tener al bebé, pero no fue así con mi hija, salía a pasear con ella a los días de nacida, eso que era prematura y nació en invierno, la cubría con todas la cobijitas que encontraba y me reunía con mis amigas y familiares, en casa de mi tía que es el sitio de reunión favorito.

Olvidaba tomar mi medicamento psiquiátrico a pesar de que me dijeron que no había problema con la lactancia, podía seguir tomándolo, cuando llegaban las noches y estaba sola con mi bebé simplemente no soportaba el ambiente, todos dormidos y yo despierta lactando.

El dolor físico no se iba, me dolía el abdomen, la cabeza y tenía picos febriles, cuando me ponían medicamento por el catéter peridural que aún tenía, sentía una paz y una tranquilidad, dormía unas horas, pero al despertar lo hacía llorando, quería continuar dormida, las horas del día se me hacían eternas y empecé a notar que quería que me pusieran dosis por el peridural, ahora sé que era porque contenía medicamento opioide derivado de la morfina.

Estaba harta, quebrada por dentro y por fuera, los sentimientos de insuficiencia seguían creciendo ahora me sentía insuficiente para ser madre de dos, poco a poco los fui abandonando, mi esposo me preguntaba "¿Qué es lo que tienes?" y yo solo le respondía "DOLOR" me hicieron un nuevo ultrasonido y los abscesos ya eran pequeñitos, el antibiótico estaba funcionando, pero para ese momento no sé qué me dolía más el cuerpo o el alma.

Llegó el día fatal, tenía mucho dolor y fui a mi caja de anestesia donde guardaba mis medicamentos en busca de un ketorolaco un analgésico leve, me encontré con una jeringa que contenía fentanilo, no era mucho y tenía más ámpulas enteras, por mi mente paso "¿Si me pongo un poco podré descansar y sentirme bien?" para este momento ya me habían quitado el catéter peridural de la espalda pero seguía teniendo el de la mano para el antibiótico y analgésico leves, fue allí donde tomé la decisión de ponerme fentanilo, "solo un poco" me vendí la idea, para ponerte en contexto un ámpula tiene 500 microgramos, para iniciar una anestesia general se calculan tres microgramos por kilo de peso, lo que viene siendo entre 200-300 microgramos total y para mantenimiento se utilizan bolos de 50-100 a la hora y media más o menos, depende mucho de la tolerancia y de metabolismo de cada paciente, para una sedación ligera un microgramo por kilo de peso junto con otros medicamentos es suficiente, eso fue lo que me puse, 75 microgramos un mililitro y medio y lo sentí por primera vez, esa sensación donde tu mundo gira y no te percatas de ello, donde los problemas se olvidan, donde los pensamientos paran de un momento a otro, tu mente se calla, la vida se ve de colores, pensamientos positivos llegaron "tú puedes con todo" "esto es solo un proceso" "paz, tranquilidad, sensación de bienestar" esto era lo que yo necesitaba; pasaron dos días y sentí un alivio, me dio energía para atravesar lo que estaba viviendo.

Me volví a quedar sola y automáticamente mi mente pensó en la jeringa que aún tenía medicamento "solo me pondré eso que queda y se acabó" "lo bueno es que los abscesos ya se están desapareciendo", siempre vendiéndome mis propias mentiras, llega un momento en que te las repites tanto que se vuelven realidades tangibles en tu cerebro.

Pasaron unos tres días y me volvía a sentir mal, lloraba sin consuelo alguno, otra vez venían los pensamientos de negatividad. Me empecé a dar cuenta que no estaba comiendo casi nada, no me bañaba, solo pensaba en el momento en el que se fueran todos, entonces abrí la primera ámpula de 10 mililitros, en mi mente solo podía pensar "Es la única que voy a abrir en mi vida" ya para esta ocasión me puse 250 en una dosis media ámpula, me dormí tan cómodamente, empecé a calcular la eliminación del medicamento para poder darle la leche al bebé, después empecé con pretextos de que estaba muy lastimada de las mamas y que mejor le dieran biberón, saque todas las ámpulas de mi caja y las metí en un cajón en mi closet así no tendría que esperar a estar sola para ponerme medicamento, me vendí la idea de que al acabarse el medicamento esto tenía que acabar para siempre.

Me estaba poniendo 250 microgramos cada 12 horas, ¡media ámpula cada 12 horas¡ Noté que el efecto ya no era tan intenso por lo que subí a 300 microgramos por dosis, después 400 hasta ponerme el ámpula completa y ya no era cada 12 horas ya era cada seis horas.

Entonces caí en la espiral del infierno.

Lo que sigue es un relato muy doloroso, mi cuerpo me empezó a pedir cada vez más fentanilo, pero te voy a contar como me encontraba en todos los aspectos, contacte a una persona que vendía medicamento clandestino y solo podía pensar en hablarle, tuve una llamada con él y me explico los términos de las compras, solo se podían comprar seis cajas con seis ámpulas cada caja, esto era alrededor de 3500 pesos mexicanos, en ese momento yo me encontraba económicamente estable y tenía un pequeño ahorro, no era mucho pero podía hacer esa primera compra, me resistía a hacerlo pero tres días después de la última dosis no pude más y le llame para hacer la compra, cada vez le hablaba más seguido, era impresionante como fui escalando la dosis cada vez más y más, las cosas en la casa empezaron a desaparecer, primero mis joyas que no eran nada ostentosas y no eran de gran valor, los relojes de mi esposo, un Tablet, dos celulares que teníamos guardados para emergencias, mis bolsas, mi ropa, la ropa de mi esposo, me iba al tianguis y vendía todo a precios de risa tenía una urgencia por conseguir dinero y así fui acabando con todo, tenía deudas con todos los prestamistas que conocía, pedí un gran monto en la caja de ahorro del sindicato para, no hacerte esto más largo acabe con cada peso que podía obtener en mis manos, para ese entonces me incapacitaron por depresión y ansiedad, ya me era imposible trabajar, así que tampoco estaba recibiendo dinero de mi trabajo.

El día llegaba, despertaba y lo primero que pensaba era qué haría para conseguir el fentanilo de ese día, empecé a tomar alcohol y pastillas ansiolíticas para poder tener la oportunidad de aguantar hasta conseguirlo, este es el infierno total, vives para conseguirlo y ponértelo, la sensación de paz y tranquilidad cada vez era menor pero la necesidad física cada vez era mayor, si no me ponía el fentanilo iniciaba con temblores, dolor de cabeza intenso, dolor de cuerpo intenso como espasmos musculares que me retorcían, vomitaba lo poco que llegaba a comer, llegue a estar lo más flaca que he estado en la vida, pesaba 50 kilos y mi salud estaba altamente deteriorada, me escapaba de la casa y nadie sabía en donde estaba, inicie con el consumo de otras drogas solo por no sentir la necesidad del consumo del fentanilo, pero la idea no se iba, le empecé a robar a mi esposo todo lo que trajera en su caja y su mochila y fue allí donde se dio cuenta de lo que estaba pasando al principio él pensaba que había recaído en las drogas que consumía en mi vida pasada, cocaína, marihuana, etcétera y si era así, pero ahora se había agregado el asesino en potencia.

Emocionalmente estaba devastada la depresión que conlleva el consumo crónico de este opioide morfínico sintético es fatal, siendo 80 veces más potente que la heroína y 100 veces más adictivo yo estaba emocionalmente anestesiada todo el tiempo, deje de sentir dolor, deje de sentir cualquier tipo de emoción, abandone completamente a mis hijos solo había tres lugares en donde podía estar, en la cama dormida, en el que yo llamó fue el sillón de la muerte que era un reposet que estaba en mi cuarto en donde me sentaba a ver el infinito y mas allá o en la calle como vagabunda buscando drogas.

Ya no podía pensar en nada, ya no podía sentir nada, ya no me importaba nada, era un zombi como esos que ves en los videos de las calles de Philadelphia, si alguna vez viste esos videos y pensaste que era una exageración, no lo son.

Me perdía por días sin llegar a casa, solo encendía mi celular, le marcaba a mi esposo le decía estoy bien y volvía a apagarlo, para ese entonces ya pesaba 47 kilos y un día regrese a casa, llorando le suplicaba a mi esposo que me diera un ámpula de fentanilo, llorando como jamás había llorado en la vida de una forma desgarradora ¡me retorcía de dolor físico! me dolían cada uno de mis músculos algunos que no sabía que existían, me dolían las articulaciones, ¡me retorcía de dolor! me estaba reventando el dolor de cabeza y me dolía el alma de saber todo lo que había estado haciendo, mi aspecto era deplorable, varios días sin bañarme recorriendo las calle en lugares sórdidos, peligrosos, oscuros y con gente con la que compartía mi aspecto, tenía días sin comer nada.

Durante mi ausencia mi familia se había comunicado con una clínica de rehabilitación en la ciudad de México a decir verdad se comunicó a varias clínicas pero en ninguna me aceptaban con mi diagnostico psiquiátrico, mi historial de consumo y sobre todo mi consumo de fentanilo, hasta que encontró la adecuada y ese día el me metió a bañar con todo el amor del mundo, yo apenas y podía mantenerme de pie, mi maleta estaba hecha, me aplico un sedante y nos dirigimos al aeropuerto para tomar el vuelo hacia lo que sería mi libertad.

Llegue a la clínica sin hablar todavía con efectos del sedante, me hicieron un historial clínico el cual no pude terminar de contestar porque ya no quería quedarme allí, empecé a patear la puerta de salida y a gritar que no quería quedarme en ese lugar, no sé de dónde me salieron fuerzas para ese entonces ya pesaba 45 kilos y estaba en una desnutrición crónica y con anemia severa situación que se confirmó cuando me hicieron los laboratorios de llegada, grite tan fuerte como pude, trataron de calmarme pero no lo lograron así que sin más me sometieron entre varios enfermeros y me llevaron al interior de la clínica, otra vez me inyectaron un sedante, dure varios días con medicamentos potentes, tenía una enfermera que me daba de comer con horario y me daban medicamento, fueron días en donde estuve solo durmiendo, era para mitigar el síndrome de abstinencia, pasaron siete días y poco a poco fui despertando, me empecé a integrar a las terapias grupales y a tener algunas terapias individuales, no hablaba, era como sentirme en otro planeta, la necesidad física de las drogas ya había pasado, mi cuerpo ya no pedía sustancias y empecé abrir los ojos.

Poco a poco me dieron las herramientas para hacer conciencia de mi condición y mis diagnósticos:

1.- Trastorno límite de la personalidad

2.- Trastorno de la conducta alimentaria

3.- Adicción a fármacos tipo opioides (fentanilo)

4.- Adicción a otras sustancias (marihuana, cocaína)

5.- Adicción a benzodiacepinas (clonazepam)

6.- Alcoholismo

7.- Autolesiones físicas

8.- Ideaciones suicidas

El fentanilo me robó todo, me robó tiempo con mis hijos, la paz, el dinero, me aisló, hice cosas que jamás pensé que haría, me robó la libertad de ser, de pensar, de tener sentido de vida, de sentir.

A mi llegada a la clínica te puedo decir que había perdido todo porque había perdido las ganas de vivir, este capítulo se llama dolor físico y emocional porque eso fue lo que me orillo a tomar la maldita decisión de ponerme fentanilo por primera vez, pero este capítulo termina donde yo estaba anestesiada en todos los sentidos, así es no sentía NADA.

6

"<u>Fentanilo</u>, El infierno"

Si crees que lo que te conté en el capítulo anterior es fuerte y desesperante espera a leer lo que hay en este capítulo.

Sali de la clínica de rehabilitación después de 60 días, se me dieron varias indicaciones.

Después de estar en la clínica y sentir que físicamente no necesitaba ninguna sustancia, además con el antecedente de haber vivido 14 años sobria me sentía segura, empoderada, solo era cuestión de poner de mi parte, solo era ser consciente de que todo lo que había pasado, tenía como consecuencia ser mejor persona y eso fue lo que me dijeron repetidas ocasiones en la clínica. Que todo esto había sido una experiencia pero que no debería de confiarme nunca, si no seguía trabajando en mi persona había posibilidades de recaída, yo no creí esto yo sentía que en la clínica me habían cambiado el cerebro y después de tanto arduo trabajo en mi persona la recaída era algo imposible

Así que empezare punto por punto las recomendaciones.

1.- Se me dijo que no regresara a trabajar como anestesióloga hasta que tuviera dos años limpia aproximadamente y que esto fuera después de una valoración psiquiátrica, psicológica y debía de iniciar a dar anestesias acompañada por un tiempo hasta que se diera el momento de regresar sola, esta era una opción, la otra que era la que más le parecía al equipo de la clínica era que NUNCA regresara a dar una anestesia y a estar en contacto con los medicamentos ¿para que meter a un alcohólico a trabajar a una cantina? pues ese era mi caso ¿creen que lo lleve a cabo? NO a las 3 semanas me encontraba en mi turno de la noche dando anestesias, turno el cual es físicamente muy desgastante y que te va dejando agotada al pasar de los días, un cansancio que nunca logras erradicar. Medicamentos libremente en mis manos.

2.- La clínica tiene un grupo de zoom de cuidados continuos, se me dijo que tenía que entrar a las pláticas los miércoles y viernes con una duración de dos horas, una reunión dirigida por un terapeuta excepcional, yo entraba inconstantemente, había días que entraba solo un rato y me salía pensaba que era innecesario, que no me servían de nada y que era solo estarle dando vueltas a la problemática sin ningún sentido así que tampoco seguí esta indicación.

3.- Se me dijo que tenía que acudir a un grupo de alcohólicos anónimos todos los días, que era importante que siguiera el programa con una madrina, que hiciera los pasos y me adentrara en la literatura, ¿Yo en un grupo de alcohólicos anónimos? Eso es para gente desesperada que no puede dejar de tomar, eso es para teporochitos, no tiene nada que ver conmigo, además que no voy a ir a contar mi vida a un grupo de desconocidos, yo no soy alcohólica, soy drogadicta, tampoco fui al grupo.

4.- Tenía que tomar psicoterapia con un terapeuta especialista en TLP y adicciones por lo menos una vez a la semana, yo tomaba terapia cada vez que me daba la gana o que me sentía abrumada, pero no llevaba un buen proceso como debía de ser. A veces me enojaba tanto que solo decía lo que me convenía, pero no todo lo que traía cargando. Algo que me decía mi terapeuta era "si me dices mentiras, yo te doy soluciones para estas" no me importaba yo creía no necesitar nada de eso.

5.- Se me dijo que tenía que tomar terapia de pareja, mi relación con mi esposo estaba bastante dañada y había que trabajar en ello para que no hubiera motivos para regresar al consumo si nuestra relación tuviera algún problema serio ¿terapia de pareja? "No, todo está bien entre nosotros no es necesario, además con las terapias de pareja que tuvimos en la clínica era suficiente" No consideraba mi red de apoyo para nada.

6.- Debía de tomar mis medicamentos con su estricto horario y con las dosis señaladas ni más ni menos, además de mi consulta con el psiquiatra una vez a la semana, que poco a poco se irían alargando y se reducirían las dosis y numero de medicamentos. Yo hacía lo que quería en ese momento, me tomaba los medicamentos cuando quería a deshoras, juntaba las de la tarde con las de la noche era un desastre, además que no programaba mis consultas.

7.- Se me indico la colocación de un implante de medicamento antes de salir de la clínica del que más tarde te hablare obvio no acepte ponérmelo, ¿Por qué? Por mi terquedad.

8. Tenía que ir con un especialista en nutrición que me estableciera un adecuado plan alimenticio para mí. No podía olvidar que tenía un trastorno de la conducta alimentaria desde hace años, pero lo más importante era que tenía que mejorar mi estado de desnutrición y mi anemia crónica, esto me hacía sentir físicamente cansada y no se puede vivir con esa sensación de agotamiento por que induce la necesidad de consumo.

9.- Se me sugirió hiciera una agenda diaria de mis actividades y que fuera disciplinada, tener un estilo de vida ordenado era muy favorable para evitar recaídas, era necesario organizar mi vida y no dejar tiempo al ocio que diera pie al consumo.

10.- Era importante hacer un reajuste de amistades, dejar de frecuentar a los amigos con los que consumía estuvieran consumiendo o no, es más fácil que una persona te jale a consumir que tú a que deje de hacerlo, no podía rodearme de las personas con las que tenían contactos que podían surtirme ninguna droga.

11.- Tenía que borrar de los contactos de mi celular todas las personas con las que conseguía cualquier tipo de drogas.

12.- Hacer ejercicio tres a cinco veces a la semana, esto era de gran importancia, parte fundamental de la recuperación de un adicto es secretar endorfinas por este medio y eliminar el cortisol. Aumentar las dosis de dopamina en mi cerebro y aprovechar la oxitocina del bienestar físico.

Era obvio si tenía una agenda de consumo ahora tenía que tener una agenda de cosas positivas por hacer.

Tenía aproximadamente un mes de haber salido de la clínica cuando las cosas empezaron a tornarse extrañas, tenía una labilidad emocional impresionante, estaba siempre irritable, enojada con la vida y con una sensación de que las cosas no andaban bien.

Entonces todas mis rebeldías empezaron a devorarme, los pensamientos de consumo se volvían cada vez más frecuentes y tenía que estar hablando conmigo misma en varias ocasiones durante el dio "no, no puedes recaer" "y si solo consumes marihuana eso te va a calmar y la puedes dejar cuando quieras" "y si solo tomas alcohol este no es un problema solo una peda para relajarte y ya" " no, no puedes consumir fentanilo porque volverás a caer en el infierno" a veces sentía que escuchaba mil y un pensamientos al mismo tiempo, era como si mi mente me quisiera convencer de que consumir era algo posible y que solo sería una dosis, sí, siempre pensando que solo sería una vez, "una vez" "una vez" "una vez" retumbaba en mi cerebro todo el día, tenía medicamento todo el tiempo y al terminar las cirugías inmediatamente tiraba los sobrantes, no quería tener nada en mis manos.

¿Pero que podía esperar si no estaba siguiendo las indicaciones que se me dieron en la clínica? ellos eran los que sabían cómo era el proceso de recuperación pero yo creía estar curada, se me olvido que el TLP no se quita, se me olvido que el alcoholismo y la drogadicción no se curan, se me olvido que cargaría por siempre con estos diagnósticos y los otros.

 Empecé a tener muy baja tolerancia a la frustración, siempre andaba cansada y molesta, comencé con el aislamiento ya no tenía ganas de salir a ningún lado y me la pasaba encerrada, durmiendo con el pretexto de las guardias nocturnas que estaba trabajando, mi alimentación ya empezaba a verse afectada, tenía guardia cada tercer día y los días que tenía libres no salía de mi habitación y no me bañaba, al poco tiempo empecé a llorar a solas, me sentía impotente y tenía un miedo extraordinario a todo, sentía que no sabía por dónde empezar a enderezar mi vida, tenía ideaciones suicidas nuevamente, tenía pensamientos de referencia en donde creía que la gente se me quedaba viendo, que estaba pensando cosas malas sobre mí, en el trabajo sentía que todos mis compañeros ya sabían que era adicta y que me miraban de una forma extraña como con desdén o lastima, mi aspecto físico cada vez se veía peor y entonces paso lo que era de esperarse.

Me encontraba en la sala de llamado cuando me dicen pasaran a mi quirófano a un paciente grave que había tenido un accidente automovilístico y había que revisarle el abdomen además de traer una fractura de fémur que estabilizar, habían intentado intubarlo en urgencias pero no lo lograron así que lo ventilaban con una mascarilla, entro a quirófano era un joven realmente corpulento, fue difícil intubarlo pero se logró prontamente, se le coloco toda la monitorización y me doy cuenta que viene en paro cardio respiratorio, iniciamos maniobras de reanimación, se le administran algunos medicamentos y logra salir del paro definitivamente había algo en su abdomen que no estaba bien se podía ver a simple vista, entonces inician el procedimiento y al abrir el hígado estaba completamente destrozado por más esfuerzos del equipo de cirujanos y de nosotros el equipo de anestesiología el paciente perdió la vida, hacia bastante tiempo que no estaba frente a este tipo de casos, era una persona joven y padre de tres hijos, tenía destrozada el alma y yo tan sensible, me costó mucho trabajo retomar la compostura para poder darle la noticia a los familiares, la hija mayor de 16 años me tomó con fuerza la camisa de mi traje quirúrgico y me preguntaba "¿Por qué?" en repetidas ocasiones, yo ya no podía decir más, él informa había terminado y solo me quedaba dirigirlas con la trabajadora social quien manejaría los tramites de la entrega del cuerpo, entre al vestidor devastada, lloraba sin control, no podía manejar mis emociones en ese momento, hice una llamada con mi esposo y le relate lo ocurrido el me consoló y me repetía la frase "no somos dioses" "no es tu culpa" "así pasa" recordándome que no teníamos control sobre todas las cosas en la vida, quise irme de pase de salida pero había más trabajo por hacer y yo era la única anestesióloga en esa área así que tuve que continuar con la siguiente cirugía aunque mi cerebro no podía pensar en otra cosa diferente a lo ocurrido, ¿que pudiera haber hecho diferente para evitar la tragedia? todos mis pensamientos llegaban a la misma conclusión con ese diagnóstico era imposible salvar al paciente.

Terminamos las cirugías de urgencias y podíamos retirarnos al área de llamado, me recosté en la cama y las lágrimas rodaban por mis mejillas, ahora más tranquila pero mi mente me jugó la gran traición, me levante y fui a mi mesa de trabajo, tenía un ámpula de fentanilo completa, la abrí y me administre 250 microgramos, cinco mililitros y la paz llego a mi mente, los pensamientos cesaron, la sensación de tranquilidad llego a mí, pensaba en la muerte de mi paciente pero ya no me dolía, me dejo de doler el alma, me libere del cansancio, dormí un rato cómodamente, media hora antes de que terminara mi turno me administre los otros cinco mililitros y prometí que era lo único que me pondría.

Llegué a casa y me sentía tranquila y muy cansada así que me dormí, al despertar estaba enojada conmigo, "¿Por qué había consumido?" "¿Por qué había recaído?" mi mente estaba buscando el pretexto perfecto para hacerlo y la vida me lo había dado.

Si piensas que el consumo terminó o fue lentamente empeorando estas muy equivocado, mi vida regreso al infierno donde me había quedado antes de entrar a la clínica, me despertaba enojada por haber abierto los ojos, ya no quería vivir, no sabía que iba a hacer para conseguir la siguiente dosis, tenía poco dinero y si empezaba a comprar fentanilo se acabaría en un abrir y cerrar de ojos, compre todo lo que podía con el dinero que tenía y pensé que con eso me alcanzaría para varios meses si sabia administrarlo, si leíste bien "varios meses" solo me duro 10 días, empecé a consumir otras sustancias hasta conseguir fentanilo nuevamente, empecé a bajar otra vez de peso, mis dientes empezaron a mancharse y algunos a lesionarse como piezas perdidas, al poco tiempo me acerque a psiquiatría de mi hospital pidiendo que me incapacitaran por que me era imposible trabajar, maldecía mi vida, maldecía el día en el que había consumido nuevamente.

Y la vida se vuelve un real infierno, solo hay dos estados en los que te encuentras, drogada o buscando la manera de conseguir drogas.

¿mis hijos? Olvidados pasaban días sin que siquiera los viera, no comía absolutamente nada solo tomaba suero y si se me ocurría comer algo inmediatamente lo vomitaba así que los intentos desaparecieron, pasaba días sin bañarme, mi esposo en su desesperación me metía a la fuerza a la regadera con todo y ropa, fue entonces cuando mi papá alcohólico en recuperación ya con más de 40 años de sobriedad me dijo que fuera a un grupo, no importa que no hables, no importa que no digas nada, ve a escuchar, poco a poco te integraras al grupo y te ayudara a dejar de consumir, a estas alturas ya todos estaban enterados de lo que estaba sucediendo y estaban sufriendo, mi esposo un día me llevo al grupo, llegue en pijama, sin bañarme en días y descalza, así como yo lo pensaba como una teporochita, así es como me vieron los compañeros, me dieron la bienvenida y la verdad no recuerdo nada de lo que me dijeron solo sé que empecé a ir al grupo, me llevaban y me esperaban afuera, lo que menos querían era que volviera a escaparme y perderme de vista por días sin saber cuál era mi estado. Pensaba que todos los del grupo me veían y me juzgaban, que pensaban "ya llego la loquita" no hablaba con nadie, había ocasiones en los que no soportaba toda la junta me salía y a gritos le pedía a mi papá, mi mamá o mi esposo que me llevaran ya a la casa, empecé a fumar marihuana en el patio de la casa, las personas con las que me reunía a consumir ya no me soportaban por que me ponía insufrible drogada además que ya no me podían seguir el paso, así que la soledad se volvió mi compañía, todos estaban desesperados, no sabían que hacer conmigo , para este entonces ya pesaba 40 kilos, se me veían todos los huesos del cuerpo, me rehusaba a ir a alguna clínica de rehabilitación, gritaba que jamás me internarían otra vez, no podía recordar todas las cosas positivas de mi internamiento, solo recordaba lo negativo "no me van a encerrar" "no lo voy a permitir" se reunieron todos para hacer una junta de intervención, mi terapeuta estaba también en videollamada, yo solo gritaba que no, no sería internada nuevamente, ya habían pasado aproximadamente 7 meses del inicio del consumo, el tiempo pasa tan rápido cuando las cosas no están bien que es impresionante, yo cada vez estaba en peores condiciones así que un día en el que acababa de fumar marihuana estaba acostada en mi cuarto, en mi cama, en mi viaje cuando sentí un pinchazo en la nalga, me sentí mareada y ya no recuerdo más, lo que estoy a punto de relatarte es lo que me contó mi esposo. Se le habló a una ambulancia, me subieron a la camilla y me llevaron al aeropuerto, me ataron las manos por si despertaba durante el vuelo y me llevaron a la clínica nuevamente, cuando desperté ya habían pasado tres días, estaba nuevamente encerrada, me solté llorando, ya no tenía fuerzas para luchar, ya no podía moverme, intentaba hacerlo, patear, gritar, tirar golpes pero me era imposible, mi estado era deplorable.

Pase una semana tirada en la cama con sedantes para pasar el síndrome de abstinencia, otra semana en la que me era imposible comer, con sumo cuidado una enfermera me levantaba a bañarme y me encontraba con un suero intravenoso, intentaban alimentarme pero no lo lograban, después del baño caía rendida en la cama nuevamente era como si estuviera muerta en vida.

Un día me metieron a bañar y la enfermera me dijo que iría por mi toalla que estaba en la lavandería y la había olvidado, había un desodorante en spray de una compañera con la que quebré el espejo después de varios golpes, al tener un pedazo de este en mi mano me corte las muñecas, sangraba impresionantemente y por fin pensé que todo este sufrimiento se terminaría, una de mis compañeras se dio cuenta por que escucho cuando cayó el espejo y grito por ayuda, inmediatamente llegaron, yo trataba de mantener cerrada la puerta que no tenía cerrojo, no tenía fuerzas así que fácilmente la abrieron, entre varios enfermeros me llevaron cargando al área de la enfermería en donde un médico me atendió inmediatamente, me vendaron las manos y me aplicaron un sedante potente, cuando desperté estaba en un hospital con las muñecas suturadas y esposada a la cama, allí permanecí dos días luego me dieron de alta, al llegar a la clínica nuevamente me dejaron en un área de observación máxima por tres días, esos tres días me daban terapia individual dos veces al día, yo parecía estar en otro mundo, solo decía en ocasiones "no quiero estar aquí" "no diré nada" "mándenme a mi casa ya".

Quiero dejar claro que en esta clínica jamás me lastimaron, me cuidaron al máximo había un buen número de psiquiatras y terapeutas, había enfermeros y enfermeras siempre al pendiente de todos, nos daban de comer bien, había cocineras que seguían las indicaciones de una nutrióloga quien daba la alimentación personalizada. Teníamos 4 terapias grupales todos los días, más la terapia individual según el programa que ya habían hecho para ti, pasábamos tiempo en el jardín donde convivíamos todas las internas y del otro lado de una reja los hombres, paso un tiempo considerable para que yo quisiera convivir, me sentaba en una silla o en el césped aislada, estaba enojada, enojada con todos los que habían tenido algo que ver en que yo estuviera dentro otra vez, no podía abrir mi mente, mi corazón, mi alma yo deseaba solo estar muerta, ya no tenía necesidad física de las sustancias pero mi mente era super poderosa y no deseaba salir adelante, nada me importaba, no podía pensar en otra cosa diferente a querer morir, esa era la gran conclusión lo mejor para mí es LA MUERTE.

7

"Sin Salida"

Me encontraba en muy malas condiciones en la clínica, no sabían que era peor si mi salud física o mi salud mental pero el propósito de mi internamiento era sacarme del estado en el que estaba.

Nadie se preguntó ¿cómo estaba mi estado espiritual? la respuesta es "totalmente quebrantado"

Poco a poco fui mejorando, empecé a comer mejor, tenía una enfermera de tiempo completo a mi lado que se hacía cargo de que cumpliera con lo que se había pactado entre los médicos y terapeutas de la clínica, sabían que no era un caso sencillo en mi previo internamiento no querían dejarme salir a los 60 días como lo hice, ellos eran enfáticos en que necesitaba más tiempo de internamiento, pero no quise escuchar como tampoco lleve a cabo todas sus otras indicaciones, el resultado fue una caída más profunda y un segundo internamiento.

Mi frustración al estar encerrada no me dejaba ver lo que había sucedido, no me interesaba recuperarme y era algo que mis familiares no estaban dispuestos a aceptar, yo solo quería morir, solo suplicaba porque mi vida terminara, hablaba poco con los terapeutas y cuando lo hacía solo pedía que le hablaran a mis familiares y les dijeran que me sacaran, que no gastaran más, que la lucha se había terminado que si no podía vivir feliz, me dejaran morir tranquila.

Pasaron tres semanas de mi llegada y yo permanencia hermética, por momentos me recostaba en el césped y veía la luna, siempre he tenido una atracción impresionante con esta, pensaba en que no la vería nunca nuevamente, durante estas tres semanas no se me había permitido hablar con mis hijos, pero un día sorpresivamente llego a buscarme un terapeuta y me dijo que me habían autorizado una llamada con ellos, eran tan pequeños que no podían entender la ausencia de su madre, sentí que ni me reconocían, cuando mi hija me dijo "te amo mama" fue como un rayo de luz, sus palabras circulaban por mi mente en todo momento, se repetían una y otra vez así como la imagen de su carita, sus lindos ojos color miel, llore, llore mucho y entonces grite por ganas de vivir, "por favor quiero fuerzas, quiero ganas de vivir y vivir feliz" algo cambio a partir de ese momento, los medicamentos empezaron a hacer su efecto y yo tuve mejor disposición en las terapias, tuve consulta con mi psiquiatra y me dijo "no vas a salir de aquí hasta que estés bien física y mentalmente, que recuperes las ganas de vivir, que mejores tu autoconcepto, tu autopercepción y tu amor" después de escuchar eso pensé que estaría internada una eternidad, me parecía algo imposible que todo lo que dijo el psiquiatra llegara a pasar.

Así los días transcurrieron sentía que tenía un siglo en la clínica, el tiempo pasaba muy lentamente, si estás internada y no tienes el interés en recuperarte el encierro se vuelve un sufrir más fuerte. En las noches tenía pesadillas y a veces despertaba a las cuatro o cinco de la mañana y ya no podía dormirme nuevamente, dolor, desesperación, frustración, infelicidad, negatividad eso es lo que produce químicamente el fentanilo con su uso crónico y salir de ese infierno no es nada sencillo.

El fentanilo se usa para anestesiar y te anestesia hasta el alma, hasta no sentir nada y cuando empiezas a sentir todo es negro y sombrío.

30 días habían transcurrido cuando inicié a escribir en un cuaderno, al principio solo escribía palabras, después frases y al final párrafos.

Aun no recuperaba mis ganas de vivir, en terapia solo lloraba y decía "quiero sentir el amor de mis hijos" "Quiero sentir el amor de mis padres" "quiero sentir el amor de mi esposo".

VIVIR POR VIVIR

Levantarte de la cama sin querer despertar, eso es vivir por vivir.

Respirar y hacerlo por simple reflejo eso es vivir por vivir.

Notar que tu corazón late sin sentir el bombeo de la sangre a tu cuerpo, eso es vivir por vivir.

Pensar que no tiene sentido de vida, eso es vivir por vivir.

Encontrar más razones para morir que para estar feliz, eso es vivir por vivir.

Ver el rostro de la gente que te ama y solo quererte despedir, eso es vivir por vivir.

No sentir el viento tocar tu piel, eso es vivir por vivir.

Perder completamente la empatía para mí y los demás, eso es vivir por vivir.

Ser incapaz de reconocer mis emociones, eso es vivir por vivir.

Recurrir a máscaras para relacionarme con la gente, eso es vivir por vivir.

No ver la sororidad de mis hermanas feministas eso, es vivir por vivir.

Olvidar tener una filosofía de vida eso es vivir por vivir.

Ver el sol y la luna y querer simplemente cerrar los ojos para siempre con esa imagen, eso es vivir por vivir.

No tener fuerzas en el alma para seguir, no sentir amor por nada ni nadie, mucho menos por ti misma, no sentir el bien y el mal, no sentir los grandes dones que Dios te ha regalado, no sentir paz, misericordia, tranquilidad, equilibrio, satisfacción, orgullo, esperanza, no sentir NADA eso es vivir por vivir.

Este era mi estado a 30 días de mi internamiento, los psiquiatras empezaron a preocuparse por mi caso y doblaron esfuerzos, se me hizo un reajuste de medicamentos y se me agregó otro terapeuta individual, quien diría que esto iba a cambiar mi historia en ese momento.

Tuve mi primera terapia, yo no hable en ningún momento, solo escuche, me hizo anotar en mi libreta todas las razones que tenía para estar muerta, me costó trabajo escribir ese listado porque mi respuesta era que estaba harta de vivir atrapada por las drogas y que el fentanilo me había matado, que ya estaba muerta, que ya no había mañana, cualquiera pensaría que sería al revés, que me daría todas las razones para estar viva, pero no fue así.

En la segunda terapia me hizo escribir que pasaría con las personas que yo amaba si yo me muriera.

Inicie este listado con mis padres, soy la adoración de mi papá, siempre hemos estado muy unidos de hecho en este momento vive en mi casa, gozando de tranquilidad, bienestar y jugando con sus nietos al máximo. Lo pude visualizar sintiendo ese dolor profundo de mi pérdida, lo imagine llorando sin consuelo, pero aceptando mi decisión porque él tiene programa de recuperación y es así, ha aprendido a soltar las tragedias de la vida, imaginé a mi mamá, pude ver su dolor en el rostro, desfigurado, viviendo la gran pena, ningún padre está preparado para ver morir a un hijo, también pensé que se sentiría impotente por todo lo que había hecho por mí, todas sus recomendaciones no escuchadas, imagine a mi esposo, pensando que más pudiera haber hecho por mí, por que esa es su personalidad, protectora, cuidador, obsesivo, controlador y esto se le había salido de las manos, creo que también se sentiría culpable aunque no lo fuera, así es el, en ese momento lo conocía más que a mí misma. Pensé en mis tías, mis primos, mis hermanos y a cada uno los podía visualizar.

Llegué a imaginar mi funeral y vi a mis amigos, los 12 reunidos alrededor de mi féretro llorando y yo allí, inerte. Recorrí mi vista por la sala y pude ver a muchas personas que sabía que me querían, a mi maestra de música, a otros amigos y familiares. Y en ese momento empecé a sentir, mi cuerpo dejó de estar anestesiado mi corazón latía rápidamente y temblaba.

Llegó el gran momento, pude ver a mis hijos, con sus caras de interrogación, sin entender en realidad que estaba pasando, pero me fui más allá, pensé en mi hija en sus exámenes de karate sin mi preparación, sin mis aplausos, mis gritos, mi validación, la imagine en su quinceañera hermosa, sin mí, la pude ver ya más grande preguntando a su padre porque ella no fue suficiente para que su mamá quisiera estar a su lado, la vi sufriendo por mí perdida, llorando, la visualice en su boda pensando en mí, en su graduación de doctora extrañándome, la vi renegando con la vida porque su mamá había decidido irse y abandonarla para siempre, pude ver sus sentimientos de enojo, rabia y su difícil proceso de perdonarme ¿Porque mi mamá se suicidó, por que murió de sobredosis, por que no Lucho?

Pude ver a mi hijo, un bebé aún, el reacciono diferente a mi ausencia, nunca había sido una verdadera madre para él ya que empecé a consumir cuando él tenía semanas de nacido, así que lo veía pleno y feliz, sin recordar a su mamá, como me dolió esto.

Terminó mi terapia y me fui a mi cuarto, seguía leyendo lo que había escrito, creo que mi terapeuta quería que encontrara razones para vivir racionalizando los motivos para morir.

Leía y leía mi libreta, no me cansaba de hacerlo y entonces se vino la catarsis llorando sin cesar desde el fondo de mí alma, mi enfermera estaba a mi lado y me abrazo fuertemente me decía "llora mi nena" teníamos 30 días conviviendo juntas todo el día y a veces me cuidaba también por las noches no se separaba de mí.

"Has cambiado mucho, ya es tiempo de que cambies por completo, ya es tiempo de que le des una oportunidad a tus terapeutas, a los psiquiatras y a la vida, eres una nena hermosa, tienes un gran corazón pero lo tienes dormido, ya despierta"

Entonces se dio el día uno, ese día en el que me permití hablar de lo que estaba pasando en mi corazón y mi mente, tuve terapia y hable, le suplique a mi terapeuta que me devolviera las ganas de vivir y el respondió "si estas pidiendo eso, es porque ya tienes ganas de vivir"

Empecé a trabajar de verdad en mi persona, participaba en las terapias grupales, poco a poco lo fui haciendo más, realmente mis terapias individuales estaban cambiando mi manera de pensar, las cosas se tornaron diferentes, pedí hablar con mi familia nuevamente, se veían tan emocionados de verme, me dijeron que me veía diferente, que la luz de mis ojos había regresado yo apenas estaba asimilando ese hecho, "Luchar por vivir" esa era la consigna ahora.

No fue nada fácil, había momentos en los que amanecía con el estandarte de la vida y otros en los que amanecía con el de la muerte, días buenos, días malos, pero los terapeutas estaban dando su máximo en mi caso.

Poco a poco se fue infiltrando en mi la vida, había momentos en los que alcanzaba a sonreír, convivía con la chicas de la clínica y escuchaba sus historias, todas tan diferentes e iguales a la vez, mi participación era más activa no tanto como les gustaría a mis terapeutas pero tuvieron la paciencia para integrarme poco a poco.

Mis pensamientos fueron cambiando, eran más los días tranquilos, que los días tristes, sonreía y por primera vez dije "creo que quiero vivir, ayúdenme" los pensamientos de consumo se habían desvanecido y sentía, primero cosas muy negativas que fueron convirtiéndose en positivas.

La lucha estaba teniendo sus frutos, ahora en terapia individual hablaba sin parar.

Mi salud física había mejorado mucho, tenía más fuerzas y eso me hacía sentir bien, había recuperado algo de peso, pero sobre todo mi estado nutricional era mejor, en este mes y medio en el que había tomado vitaminas y hierro, la anemia también era menor.

Tuve una visita, mi esposo llegó a la Ciudad de México con el propósito de verme y de que tuviéramos una terapia de pareja, todo cursaba de buena manera, cuando empezaron los reclamos "para ti es más fácil tenerme aquí encerrada" "solo buscas tu tranquilidad sin importarte mis decisiones" le decía, a lo que él respondió "no podía verte morir y eso es lo que estaba pasando" nos abrazamos fuertemente "quiero vivir y estar bien, por mí, por mis hijos, por todos" los terapeutas le habían informado que estaba más participativa y que estaba abriendo mi mente y mi corazón un poquito cada día, pero que aún no era momento de sacarme, eran los 45 días en el que se llevaba el tratamiento inicial y después vendrian las dos semanas de transición, yo no estaba lista, si me sacaban simplemente pasaría lo mismo que en el internamiento pasado, yo solo creía que mi esposo me llevaría de regreso a mi hogar y fue un terrible golpe cuando me dijeron que no sería así.

Aun me costaba trabajo entender que me había debatido entre la vida y la muerte, que eso tenía sus consecuencias serias.

Lo vi partir después de tres días en donde lo vi en algunas ocasiones en diferentes actividades, me dejaron salir con él a comer un día, nos dieron dos horas de tiempo las cuales disfrutamos al máximo, fuimos a un restaurante cerca de la clínica y platicamos amenamente.

No podía creer que era momento de que partiera y regresaría a nuestra casa sin mí.

Prometí echarle muchas ganas a mi recuperación, prometí darlo todo para estar bien.

Los días siguieron pasando estaba mejor, mucho mejor, convivía más, participaba más en mis terapias grupales e individuales, la vida empezó a teñirse de colores, empecé a escribir muchas de las cosas que vienen en este capítulo, no fue fácil, verte tan de cerca con la muerte, te cambia la vida.

Tuve llamadas más continuas con mis hijos y la familia, se podía ver mi gran cambio, a los 60 días regreso a visitarme mi esposo, para esta ocasión me maquille, las chicas me peinaron, eligieron mi ropa aunque no había mucho de dónde escoger ya que solo tenía pants y ropa cómoda, una de ellas me presto una blusa muy bonita, me sentía extraña por que estaba floreada y yo solo visto de negro pero me hicieron que me viera linda, se me había quitado lo demacrada y había recuperado más peso aun, cuando lo vi corrí a sus brazos y vi su cara de felicidad me dijo que me veía hermosa, sonreía, estaba contenta, pude sentir sus brazos rodeando mi cuerpo y apretándome con fuerza, pude sentir sus besos, pude ver el amor a través de sus ojos entonces tuvimos reunión con todos los terapeutas de mi caso, jure que dirían que era momento de regresar a casa pero no fue así, yo les rogaba y les decía que ya estaba bien, que estaba lista, que deseaba abrazar a mis hijos, pero no, ellos consideraron junto con los psiquiatras que no era momento de salir.

Me despedí de mi amor, lloraba por dentro pero no quise que me viera mis lágrimas, le dije que no importaba, que estaba bien y qué si creían que necesitaba estar mejor, ellos sabían lo que hacían, me imaginaba saliendo y regresando al poco tiempo como en la vez previa.

Trabaje con todo en mí, aprovechaba cada minuto que pasaba en la clínica, me encantaba escuchar música y cantaba, para este momento ya no tenía una enfermera sombra conmigo 24 horas, estaba más integrada a los grupos de terapia y a mis compañeras, en los ratos libres, disfrutaba del sol y su calor al tocar mi piel.

Sería muy repetitivo decirte lo que ocurrió en los siguientes días por que simplemente transitaron y yo mejoraba conforme pasaba el tiempo, fue así que complete 110 días internada, se me había establecido una rutina diaria y llegamos a los acuerdos para continuar mi recuperación, me dieron la oportunidad de salir y llevar dos semanas de transición, permanencia todo el día en la clínica tomando terapias y me iba por la tarde para dormir en casa de una tía que vivía muy cerca.

A mi salida las cosas no fueron tan sencillas, después de un internamiento tan prolongado salir al mundo te parece abrumador, fuí a una plaza comercial y no soportaba todas las luces de los aparadores y el ruido que emitía la gente, me costaba trabajo fijar la mirada en algo específico, no quise volver a una plaza en algo de tiempo, intentaba leer y me costaba mucho trabajo concentrarme después de leer una línea para la siguiente ya la había olvidado, sentía tristeza porque pensé que jamás recuperaría mi capacidad de leer, notaba mis limitaciones y pensaba que eran daños irremediables después del daño que le había hecho a mi cerebro por el consumo, me costaba trabajo aceptarlo pero tampoco quería pensar solo en eso porque me lastimaba.

Llegó el día de regresar a casa, me despedí de todos en la clínica y les di las gracias por no rendirse ante mí, por su lucha, por sus esfuerzos, por su dedicación, por MI VIDA.

8

"Intentos Fallidos"

Haz de creer que después de 110 de internamiento más 15 días de transición mi recuperación era un hecho, llegué a mi ciudad e inmediatamente me integre al grupo de Alcohólicos Anónimos al que había acudido con anterioridad, mi querido grupo "Alegría" en Ciudad Obregón, Sonora, México, fui recibida con gran emoción, todos me dieron la bienvenida y estaban felices no solo de verme viva sino de verme bien, cuando me aleje me encontraba en muy mal estado, sin mencionar que no fue días antes de mi internamiento sino un mes después aproximadamente.

Iba todos los días a mi junta de hora y media, ponía atención, intentaba leer poco a poco la literatura, ponía mente abierta que es una de las recomendaciones, me integre a los servicios, al poco tiempo ya tenía días en donde servía café y otros en donde me tocaba la coordinación de la junta. Me amadrinaba constantemente porque estaba ávida de conocer el programa.

Todo en el programa son sugerencias nadie puede obligarte a nada, vas a tu ritmo y el único requisito para ser miembro de un grupo es el deseo de dejar el alcohol y cualquier sustancia que altere tu estado de ánimo, yo definitivamente cumplía con el requisito.

Entonces llegó el momento de hacer los pasos y tomar el programa de A.A como una filosofía de vida.

1.- "Admitimos que somos impotentes ante el alcohol y que nuestras vidas se habían vuelto ingobernables": claro que admitía mi impotencia, el alcohol y las drogas me habían ganado todas las batallas, pero este paso tiene que darse completo, al cien por ciento, sin ninguna reserva y sin dejar la más mínima duda de esta derrota la cual tiene que ser total. ¿Y la vida ingobernable? era algo innegable, tenía fallas en todos los aspectos de mi vida, las adicciones me habían afectado físicamente, mermando mi salud al punto de estar al borde de la muerte, mi responsabilidad económica era nula ya que tuve que dejar de trabajar, el aislamiento social era definitivo pasaba más tiempo en mi cuarto o en la calle con gente peligrosa sin tener conciencia, mi familia había sufrido los estragos de mis decisiones, claro que mi vida era ingobernable, no había leyes que me detuvieran ni en la tierra ni en el cielo para mí. Este paso va en contra de todo el egoísmo en la vida.

Este es el único paso que habla sobre alcohol o adicciones, todos los demás hablan de cambios de juicios y actitudes. Al regresar al grupo se me recordó que esto es una enfermedad ya que tiene una afectación biopsicosocial, esto da tranquilidad cuando se escucha que en Ginebra suiza en 1954 la Organización mundial de la salud la agregó a sus diagnósticos de enfermedades mentales. No es locura, no es cinismo, no es vicio, no es rebeldía, no es que tú quieras, o no, es una ENFERMEDAD.

El segundo paso es el siguiente:

2.- "Llegamos a creer que un poder superior a nosotros mismos podría devolvernos el sano juicio" y aquí es donde me detengo y ya no puedo avanzar más, ¿Un poder superior? ¿Y ahora donde lo encuentro?, me acerque a la iglesia católica y simplemente no podía sentir una conexión con Dios, no lograba concentrarme y sus rituales me parecían algo nefasto, además que aun no podía recuperar el resentimiento a esta por las situaciones previas, comencé a buscarlo en los libros, en la biblia y cuando me di cuenta que no lo encontraba quise saltarme ese pedazo del segundo paso y pasarme a la continuación, que alguien me iba a devolver el sano juicio que había perdido ya años atrás, ¿Quien en su sano juicio se administra un medicamento tan potente y adictivo como lo es el fentanilo? ¿Quién en su sano juicio consume otras drogas? ¿Quién en su sano juicio consume alcohol hasta tener lagunas mentales? ¿Quién en su sano juicio se lastima físicamente descuidándose y cortándose como yo lo hacía? ¿Quién en su sano juicio tiene rituales para inyectarse y sacarse sangre? ¿Quién en su sano juicio lastima a todas las personas a su alrededor? ¿Quién en su sano juicio anda con personas con drogas, armas y manejando en estados muy inconvenientes? ¿Quién en su sano juicio se inyecta dosis casi letales de medicamentos? ¿Quién en su sano juicio intenta suicidarse? si aún no crees que tenía el juicio nublado puedes agregar la pregunta que gustes, pero yo no estaba pensando en las consecuencias que mis actos tendrían, todo en esta vida tiene una factura y se paga, todos nuestros actos tienen consecuencias yo los enfrente todos, tuve problemas legales y pude haber tenido más, pérdida de trabajo, salud y relaciones interpersonales, pague las facturas económicas de los internamientos, todo tiene su PRECIO.

Quise seguir avanzando en el programa pero al llegar a tercer paso tuve que hacer otra pausa:

3.- "Decidimos poner nuestras voluntades y nuestras vidas al cuidado de Dios, tal y como nosotros lo concebimos" ¿Cual Dios? ¿El que había permitido todo mi sufrimiento y el de mis seres queridos? "No, yo no creo en ningún Dios y ni quiero creer"

Entonces no hubo forma de avanzar, acudía a mis reuniones, escuchaba los compartimentos de mis compañeros y subía a tribuna cuando lo consideraba oportuno, pero la desilusión llegó cuando me di cuenta que no podía hacer los pasos.

Llegó el momento en el que regrese a trabajar, me asignaron al turno vespertino y en la consulta preanestésica no estaría en contacto con los medicamentos anestésicos por tiempo indefinido, esto me frustraba mucho, puedo decirte que hay momentos en los que todavía me duele y siento culpabilidad por mi situación fueron años de preparación para llegar a un momento en el que no puedes aplicarlos.

Seguía mi proceso dentro del grupo de alcohólicos anónimos, tenía ya tres meses de haber salido de la clínica y me sentía fuerte y poderosa, sentía que nada podía tumbarme y que la recaída era algo impensable. Los días siguieron transcurriendo. Me sentía emocionalmente estable, Todo fue tan raro que hasta me cuesta trabajo describirlo, tenía una sensación de enojo por no poder seguir con el programa, empecé a pensar que tal vez esto no sería para mí, así que faltaba a la junta, llevaba terapia psicológica una vez a la semana y de pronto me vi diciéndole a mi terapeuta en ocasiones que no podía atender a nuestra cita, ¿Como se llama esto? separación de disciplina y tender la cama para la recaída.

Un día me acerque a los quirófanos para ir a los baños, me di cuenta que una puerta estaba abierta y tenía la seguridad que allí encontraría medicamento, en este momento lo estoy escribiendo con tranquilidad pero en aquella situación mi mente pensó a velocidades impresionantes, cuando menos pensé ya salía de aquella puerta con siete ámpulas de fentanilo en mi mano más otros medicamentos anestésicos, los guarde por unos días en los cuales me vendí la idea que solo me servía saber que los tenía para sentirme tranquila y protegida, todas estas ideas son mentiras que yo misma me vendo y me las compro.

Comencé a pelear mucho con mi esposo por que yo andaba toda neurótica, estaba enojada por lo que había hecho, ROBAR, esos son los primeros pasos para recaer hacer cosas que te traigan en estado desagradable, pensaba en darle los medicamentos y decirle la verdad, pensaba en que no era bueno para mi tenerlos, pensamientos rápidos otra vez esos pensamientos rápidos en mi cabeza, esos que se hacen insoportables, pero yo me había puesto en esa situación, solo yo, la neurosis seguía creciendo, estaba siempre enojada, conmigo, con todo, con el mundo, entonces se dio la pelea del enganche tuve una discusión tremenda con mi esposo por una tontería, pero era lo que mi mente quería un pretexto para tomarme el veneno y le hiciera daño a la persona con la que estaba peleando.

"Solo será un ámpula y guardaré las demás" tengo seis meses sin consumir es obvio que ya puedo controlarlo, me las puse poco a poco, solo me duraron dos días y como rayo regrese al mismo lugar de donde me habían levantado en la clínica, tal vez mi salud física no se había visto afectada pero mi necesidad de consumo era la misma, dosis cada 45 minutos a una hora, me vi inmediatamente llamando al vendedor y consumiendo tanto o más que antes de entrar a la clínica, ahora era más difícil ocultarlo ya todos sabían cuáles eran mis cambios de comportamiento durante el consumo, mi esposo noto que no estaba comiendo y que además vomitaba, quería pasarla encerrada en mi cuarto con el pretexto de que estaba viendo alguna serie, agujas y jeringas aparecieron por todos lados, papeles con sangre y yo con manga larga en pleno julio a 40 grados.

Fue entonces que me confronto, llorando me dijo "Estás consumiendo otra vez" no era una pregunta era una aseveración, pude ocultar todo durante un mes y ahora sin pensarlo me metieron a una clínica en la capital del estado Hermosillo, Sonora, México en contra de mi voluntad, claro que la clínica era de menor calidad que en la que había estado anteriormente, ya no había más dinero para regresar a la misma de antes, fue un calvario, pero al mismo tiempo también sabía que ya no podíamos costear otra clínica de gran precio, quince días encerrada en un punto de observación, sola, en un cuarto blanco y un baño, sufriendo mi síndrome de abstinencia, sin medicamentos paliativos, puedo decirte que es la primera vez que en realidad viví el síndrome de abstinencia del fentanilo, náuseas, vómito, diarrea, sudoraciones, fiebre, dolor intenso en todo el cuerpo, músculos, articulaciones, dolor abdominal, dolor al respirar, tos, lagrimeo, escurrimiento nasal y no hablemos del dolor del alma, me sentía decepcionada de mí misma, culpándome, recriminando a cada instante mi gran estupidez, pude hablar con mi familia y le dije a mi esposo que me sacara por favor que me estaban maltratando por que eso era, no me daban de comer y era evidente que cuando me daban un poco vomitaba hasta más no poder, apareció un dolor gástrico intenso y me retorcía, me retorcía de dolor, al hablar con mi familia les explique la condición en la que me tenían y fueron inmediatamente por mí, termine mi síndrome de abstinencia en mi casa en donde si me colocaron un suero intravenoso y me administraban medicamentos dirigidos por mi psiquiatra.

Prometí jamás volver a consumir, lo juraba desde el fondo de mi ser, en medio de lágrimas y gritos, ya nadie me creía, lo más impresionante es que realmente vivía mis promesas, no eran falsa, no eran mentiras, realmente las sentía y quería que sucedieran y todos me creían nuevamente.

Así viví un año más de mi vida, consumiendo y dejando de consumir, entrando y saliendo al grupo de alcohólicos anónimos, entrando y saliendo a clínicas cada vez de menor calidad, viviendo síndromes de abstinencia en mi casa, una y otra vez, duraba un mes sin consumir y otro consumiendo, ¿que paso? metieron a la cárcel a mi proveedor, me dio tanto miedo que tuviera alguna evidencia en mi contra que viví días muerta de terror, con pesadillas intensas y un sentido de pánico terrible, consulte a mi psiquiatra y me dijo que tenía un diagnóstico nuevo, estrés postraumático, ¿que lo había ocasionado? mis internamientos de miedo y el terror por la captura de mi dealer así que llegó mi último internamiento en un real anexo en donde me hacían bullying y me molestaban todo el día las internas, era un lugar horrible, pero ya lo único que le interesaba hacer a mi esposo era tenerme en un lugar en donde no me hiciera daño y viera lo más oscuro de la adicción, tal vez esto me haría cambiar

Se hicieron algunas modificaciones en mi esquema de medicamentos, tuve que volver a dejar de trabajar durante un mes, los medicamentos me provocaban sueño y un estado en el que pensaba muy lentamente, no me podía concentrar y no me permitía dar la consulta.

Salí casi que directamente al grupo. Un día un compañero me dijo "te invito a mi iglesia te va a gustar" yo solo guarde sus palabras en mi mente pero no asistí no tenía intenciones de participar en ningún tipo de religión, pensaba que creer en Dios era algo imposible para mí y también creía que si Dios existía jamás me escucharía después de todas las cosas malas que había hecho en mi vida, todas esas decisiones que me habían lastimado hasta lo más profundo y esa falta de responsabilidad afectiva hacia todos los que me rodeaban, ¿un Dios? por favor, nada tenía sentido en mi vida, estaba en una depresión profunda con ataques de ansiedad y de pánico, estos síntomas poco a poco se calmaban y pude tener un poco de paz, reinicie mi terapia psicológica y eso me ayudaba mucho. ¿Pero cuantos intentos más iba a tener para dejar de consumir? esto se había convertido en un sube y baja, me sentía cansada y deseosa de encontrar una SOLUCION.

9

"Esta es la RESPUESTA"

Habían pasado ya meses de que un compañero de mi grupo me había invitado a su iglesia, como lo dije en el capítulo anterior guarde esa invitación en mi mente y lo tomé muy a la ligera, más un domingo me desperté y dije "Voy a ir" "¿Que puedo perder?" desde que llegué fui bien recibida, me pusieron mi nombre en mi blusa con una leyenda que decía VIP, desde ese momento me hicieron sentir importante, todo empezó con música una excelente banda tocando y llegando al alma con esas letras tan profundas, eso fue lo primero que me impactó, después empezó la prédica, se leyó un pasaje de la biblia y posteriormente el pastor dirigió unas palabras, lagrimas salieron de mis ojos desde la segunda frase puse toda la atención posible y parecía que había elegido las palabras correctas que necesitaba escuchar llore mucho, pero no solo eso ocurrió, sentí como si algo hubiera entrado en mi corazón con la necesidad de quedarse allí por siempre, salí del servicio y sentía que algo había cambiado dentro de mí. En ese momento no estaba consumiendo y no pensaba en hacerlo, estaba emocionalmente tranquila tomando terapia dos veces a la semana. Así que te voy a describir exactamente lo que hice que logró mi salida del infierno.

1.- Tomo terapia una o dos veces a la semana, es necesario, hacerlo me da claridad de pensamiento, puedo modificar creencias falsas en mi cerebro, mi terapeuta me hace realmente centrarme en mi presente y en lo que quiero lograr, me da ejercicios de relajación, concentración y enfoque además de platicar cosas importantes para ordenarlas de mejor manera. Los amo con todo mi corazón (Everardo y Karina).

2.- Tengo cita con mi psiquiatra cada mes o dos, llevó un estricto plan de medicamentos los cuales han ido disminuyendo poco a poco, se me recomendó la aplicación de un implante de NALTREXONA, ¿Como negar que mi vida cambió a raíz de esto? me negué a ponérmelo durante mucho tiempo por miedo, no sabía a qué le tenía miedo pero no me daba tranquilidad ponérmelo, leía sobre el tema y solo encontraba cosas positivas, que es la mejor forma de manejar la adicción a opioides (derivados morfínicos) y además que hay estudios muy recientes que apoyan su uso con pacientes que presentan trastorno límite de la personalidad, este se cambia cada 4 meses y es impresionante que siento cuando el implante está perdiendo su potencia y es momento de aplicarlo nuevamente. No me arrepiento de haber aceptado ponérmelo porque en realidad las cosas son muy diferentes con él y sin él. Si deseas información al final este libro tiene un QRS en donde puedes obtener toda la información para su compra, yo no tengo nada que ver con las ganancias de su venta solo es una orientación de donde y como puedes adquirirlo para comentarlo con tu psiquiatra de ser necesario ya sea que tu o un familiar esté pasando por una adicción severa al fentanilo como la mía o a algunas otras sustancias para las que también funciona.

3.- No falto a mi grupo de alcohólicos anónimos (mi querido grupo "Alegría") podría decir que no sé qué fuera de mi vida sin ellos pero la realidad es que sé que pasa con perfección si me alejo, me encanta servir ya sea en el café o coordinando, me gusta escucharlos en tribuna con mente abierta y tengo tatuada la llave de la buena voluntad literalmente en mi brazo para que nunca se me olvide este punto, me he dado la oportunidad de leer la literatura, poco a poco fui recobrando mi capacidad lectora y para mí es un gran regalo he podido hacer los pasos con apoyo de mi madrina y un padrino ocasionalmente pero hay personas que siempre están al pendientes de mí, no digo sus nombres para no herir susceptibilidades si olvido alguno pero ellos saben quiénes son, esos que me mandan un mensaje si llego a faltar, esos que me preguntan cómo estoy si me ven triste, esos que me alientan a hacer cosas cuando surgen las ideas en mi mente, esos que me responden cuando me siento mal y necesito un amigo, esos que son parte de mi vida y mi existir y son en parte responsables de que yo este escribiendo este libro, los quiero por siempre (mi grupo "Alegría")

4.- Soy más consciente de que tengo gente que me ama a mi alrededor y puedo sentir su amor que me fortalece, quiero empezar con mis hijos, sangre de mi sangre, los abrazo todos los días y les digo cuanto los amo, que no lo olviden nunca, les hago cariños, los beso y les recuerdo lo orgullosa que estoy de ellos, los atiendo cuando me solicitan algo, estas son cosas que simplemente no podía hacer durante el consumo, pero ahora me preocupo por todos los días demostrarles las cinco formas de amar (contacto físico, palabras de amor, validación, servicios y regalos) los regalos los considero las cosas que necesitan para su vida diaria a mi hija le compro lo necesario para sus clases de karate y dibujo, a mi hijo le compro cosas para cocinar por que dice que será chef en algún momento, les doy pequeños regalos como un dulce o algo barato y en momentos especiales algo más caro. Todo esto derivó de leer las cinco formas de amar, el lenguaje del amor y de algunas de las terapias que lleve en la clínica.

Continuo con mis padres, mi papá vive en nuestra casa y trato de tener algún tipo de conversación con el durante el día, él tiene programa de recuperación también va a alcohólicos anónimos así que a veces ese es el tema, a mi mama le cuento cosas que no quiero que nadie sepa es muy buena confidente y con ella desahogo muchas emociones, platicamos de cosas simples de la vida, la amo con todo mi corazón y le agradezco por darme la vida, por tratar de siempre hacerme el bien y por darme las herramientas para ahora ser la persona que soy a pesar de todos mis errores, mi parte positiva es un regalo de ella, un día me dijo entre lágrimas, algo que jamás podre olvidar "Hija yo ya te entregue a Dios y prefiero perderte y que descanses a verte sufrir y ser infeliz, soy capaz de atravesar ese dolor por que verte en estas condiciones es más fuerte que yo" estas palabras despertaron algo en mí, no me veo entregando a Dios a mis hijos creo que debe de ser algo muy fuerte y si ella es capaz de hacerlo es por que verdaderamente ver mi vida era muy doloroso.

Mis hermanos, les pido perdón porque en ocasiones no soy la hermana que quisieran y porque los he colocado en situaciones difíciles por mí comportamiento, les he causado vergüenza ante las personas, no debe de ser fácil aceptar que tu hermana es una alcohólica drogadicta y que ha tenido que estar varias veces en rehabilitación, pero deben de saber cuando lean este libro que los amo a los tres; (Tu, sabes que te admiro por tu forma de ser tan perfecta, tu sabes que te admiro por que luchas contra tus propios demonios pero logras todo lo que te propones y tu por que a pesar de que la vida ha sido difícil para ti tienes un corazón de oro que te hace amar sin importar lo sucedido).

A mis primos, a mis tíos y a todos mis familiares cercanos y otros un poco más lejanos, los amo.

A mi esposo, al que he tenido que pedirle perdón una y otra vez pero que jamás se ha ido, pase lo que pase esta al pie del cañón, por que ha luchado mis batallas, porque me ha apoyado siempre, por que se ha esforzado por que yo siempre esté bien aun sabiendo que estaba consumiendo, por su entereza, por demostrarme que me ama aun en los momentos más sombríos, por cuidarme físicamente, por volverse un padre ejemplar para que mis hijos sintieran menos la ausencia de su madre, por siempre hablarles bien de mí, que nunca duden de mi amor, por forzarse económicamente hasta el último centavo para que yo pudiera pasar mis rehabilitaciones en los mejores lugares hasta que se pudo, por estar al pendiente de mis medicamentos, por estar al pendiente de mis terapias pero sobre todo por demostrarme que el amor puede ser más fuerte que cualquier enfermedad mental estable o inestable, por tratarme así, como una enferma.

Por mi SS13 mis grandes amigos, mis hermanos por decisión, solo ustedes saben lo que significan para mí, lo que es tenerlos en mi vida, porque allí están, en las buenas, en las malas y en las peores, por que no se alejan sino que se acercan más cuando los necesito, porque me contienen, por que no me han juzgado jamás y solo me han dado su amor, que comparten conmigo sus alegrías y sus tristezas, que celebramos nuestros triunfos y nuestros fracasos, que hemos estado juntos en la salud y la enfermedad, no creo que exista en el mundo una amistad como la que nosotros tenemos, una amistad que se basa en el amor y en el respeto a la personalidad y la forma de ser de cada uno, aprovecho este momento para dedicarles mi libro, sé que todos lo leerán palabra por palabra y sé que estarán muy orgullosos de como he convertido el dolor y la desgracia en algo positivo.

Y ¿Por qué menciono a todas estas personas? por que simplemente si no tienes una red de apoyo positiva es muy difícil que salgas de una adicción, la soledad te lleva a las tinieblas y si no tienes de donde tomarte para no caer es más difícil que salgas así que déjate amar, aun en los momentos más oscuros en donde estés anestesiado busca en tu corazón y estoy segura que encontrarás personas que solo están dispuestas a amarte.

4.- Hago entre 30-45 minutos de ejercicio en este momento estoy haciendo pilates, pero puedes elegir cualquier actividad física que te ayude para la secreción de dopamina y oxitocina así como la regulación del cortisol, como adictos estamos acostumbrados a tener recompensas inmediatas de dopamina en el lóbulo frontal, queremos sentir el subir de la dopamina a tope, el ejercicio no te da esa subida extrema pero te ayuda a secretar una dopamina que permanece a través del tiempo durante el día.

Y a esto no le puedo poner número por que es simplemente lo que a llenado mi vida, tengo una relación divina con DIOS, ese que me encontró a mi cuando yo lo había dejado de buscar, ese que ha sido la fortaleza de mi vida, ese con el que puedo hablar y me responde con los más bonitos hechos, ese que me permite ver un amanecer con asombro, disfrutar de la naturaleza, disfrutar de mi vida, saber que mi vida vale la pena, tengo una iglesia que solo se preocupa por que mi relación con Dios sea como su nombre "Iglesia Vertical" ¡La relación con mi Dios solo me incumbe a mí y a él, a nadie más! con su gran amor se han llenado las grietas de mi alma, me aceptan con todos mis defectos y mis malas decisiones, estaba rota y mi Dios me restauro desde lo más profundo, cambio mi tristeza en alegría, mi lamento en danza, mis culpas en perdón, mi esclavitud por libertad, mi desprecio por aceptación, me dio una familia llena de amor, gente que no tiene un lazo conmigo más sin embargo son un grupo de hermandad, me dio el sentido de pertenencia que había necesitado toda mi vida, tomó mi mano cuando más lo necesitaba y me hizo saber que siempre ha estado a mi lado, en los tiempos difíciles me ha protegido de todo mal, en mis tiempos donde yo me sentía sola él siempre estuvo allí, en mis momentos de angustia, en mis momentos de dolor, en mis momentos donde puse mi vida en peligro, en los momentos donde me aplicaba dosis letales de medicamentos, en donde yo no deseaba la vida, él siempre estuvo conmigo dándome lo que necesitaba para salir avante de las batallas emocionales y físicas. Su mano siempre estuvo cerca de la mía solo era cuestión de tomarla,

No hay mejor persona que la que surge después del quiebre y la transformación. Tengo ya varios meses cantando en la banda de la alabanza eso me da el soplo de vida que necesitaba, me entrego en cada ensayo, en cada servicio y escucho a mi pastor, ese al que mi Dios le pone las palabras exactas que necesito escuchar en cada prédica de domingo y eventos especiales, a ese que tiene la capacidad de mover mis sentimientos desde lo más profundo de mi ser, que me hace soltar unas lágrimas, ese que me convence día a día que mi Dios es mío, mío desde siempre. No importa las condiciones en las que llegues ni las decisiones tomadas en el pasado, él lo hace todo nuevo, él lo llena de amor hasta rebozar. No existe nada más poderoso para sentirte salvo que el amor de DIOS.

Entonces pude continuar con mis pasos de alcohólicos anónimos, esos que he tomado como filosofía de vida y aplico en todos los asuntos de mí vida, Entre amar a Dios y amar a las personas de la iglesia, la primera persona a la que empecé a amar y perdonar es a mí misma, se acabaron esas sensaciones de vacío, tengo momentos de frustración y enojo como todas las personas pero todas esas emociones se han vuelto más llevaderas y siempre se puede acudir a algún compañero del grupo o de la iglesia, quien diría que esto iba a suceder, cuando Dios tiene escrita tu historia las cosas simplemente pasan. Tenía que circular por el infierno para poder ser un testimonio de amor y salvación

Tal vez pensarás que son demasiadas cosas las que tengo que hacer en mi día para estar bien, solo te puedo decir que vale completamente la pena dedicarle tres horas del día tu salud integral para poder vivir el resto de tu día y sueño de la mejor manera

Hay un 93% de personas adictas al fentanilo que no pueden contar su historia porque este asesino rapaz ha acabado con sus vidas y están muertos, hay un 4% que jamás recobra sus capacidades mentales, yo soy de ese 3% que está viva, en la lucha y tengo como deber contar MI HISTORIA.

FIN   por hoy!!!